JN051307

介護・ケア

なぜ？

何？

クエスチョン

監修
白井孝子
東京福祉専門学校
副学校長

Gakken

身体の区分

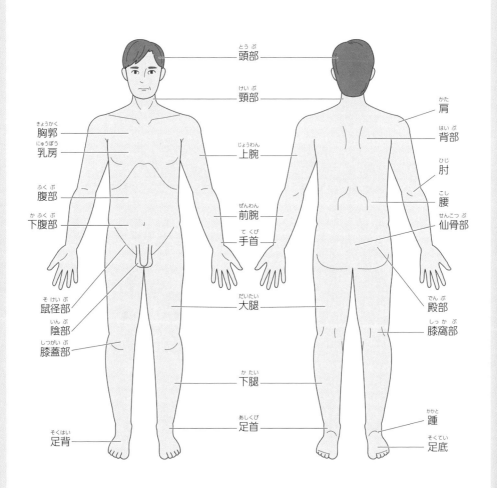

頭部（とうぶ）

頸部（けいぶ）

肩（かた）

胸郭（きょうかく）

乳房（にゅうぼう）

背部（はいぶ）

上腕（じょうわん）

肘（ひじ）

腹部（ふくぶ）

腰（こし）

前腕（ぜんわん）

仙骨部（せんこつぶ）

下腹部（かふくぶ）

手首（てくび）

鼠径部（そけいぶ）

大腿（だいたい）

殿部（でんぶ）

陰部（いんぶ）

膝窩部（しっかぶ）

膝蓋部（しつがいぶ）

下腿（かたい）

踵（かかと）

足首（あしくび）

足背（そくはい）

足底（そくてい）

見る，聞く，話す，食べる，排泄するに関わる器官

目の構造

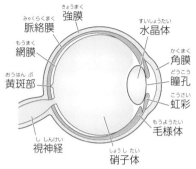

脈絡膜
強膜（きょうまく）
みゃくらくまく
網膜（もうまく）
黄斑部（おうはんぶ）
視神経（ししんけい）
水晶体（すいしょうたい）
角膜（かくまく）
瞳孔（どうこう）
虹彩（こうさい）
毛様体（もうようたい）
硝子体（しょうしたい）

耳の構造

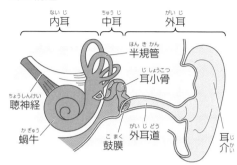

内耳（ないじ）　中耳（ちゅうじ）　外耳（がいじ）
半規管（はんきかん）
耳小骨（じしょうこつ）
聴神経（ちょうしんけい）
蝸牛（かぎゅう）
鼓膜（こまく）
外耳道（がいじどう）
耳介（じかい）

胃・食道・肝臓・腸の構造

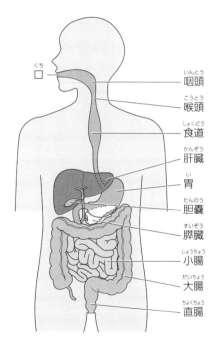

くち
咽頭（いんとう）
喉頭（こうとう）
食道（しょくどう）
肝臓（かんぞう）
胃（い）
胆嚢（たんのう）
膵臓（すいぞう）
小腸（しょうちょう）
大腸（だいちょう）
直腸（ちょくちょう）

直腸・肛門・排泄器（男性，女性）の構造

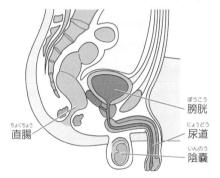

直腸（ちょくちょう）
膀胱（ぼうこう）
尿道（にょうどう）
陰嚢（いんのう）

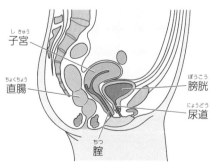

子宮（しきゅう）
直腸（ちょくちょう）
膀胱（ぼうこう）
尿道（にょうどう）
腟（ちつ）

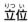

主な体位

● 体位とは，体の位置・姿勢を言います．人間の基本姿勢は，立位，座位，臥位です．
● 安楽な体位には，①体重のかかる支持基底面積が十分に確保されて安定している，②呼吸や循環の機能が妨げられない，③筋肉や関節への負担が少ない，④褥瘡の好発部位や患部が保護されている，⑤同一の体位を長時間続けないことが求められます．

立位

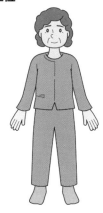

● 立った状態です．両足に均等に重心が乗り，腰や両肩が偏らずに安定している姿勢です．

臥位（臥床した状態）

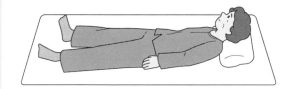

仰臥位

● 一般的に言う「あおむけ」の状態です．背中を下にし，上肢を体幹側に置き，下肢を伸展した姿勢です．

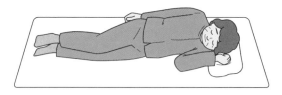

側臥位（左・右）

● 横向きの状態です．上肢を下にして前方に押し出し，肘を軽く曲げ，下肢の膝関節は軽く屈曲させ重ならないようにした姿勢です．

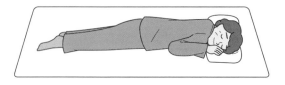

腹臥位

● 仰臥位の反対で，「うつ伏せ」の状態を指します．顔をどちらか一方に向け前胸部・腹部を下にした姿勢です．

座位 (殿部を基底面にして上半身を起こした状態)

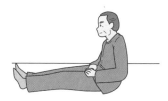

長座位

● 両下肢を伸ばした状態で上体を90度に起こした姿勢です.

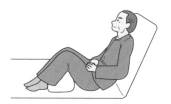

ファーラー位

● 仰臥位の状態から上半身を45度に起こした座位姿勢で, 半座位とも言われます. 呼吸, 嚥下, 痰の排出をしやすくする目的で行います.

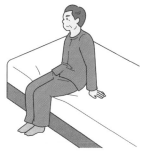

端座位

● ベッドなどの端に腰掛け, 下に足を垂らした座位姿勢です.

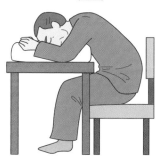

起座位

● テーブルや机にクッションを乗せ, そこにもたれかかるように座らせた座位姿勢です. 呼吸困難や胸の苦しさを軽減する目的で行います.

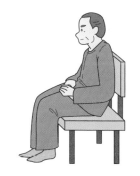

椅座位

● 椅子に背部を付けた状態で, 座面に置いた殿部と大腿部を基底面とした座位姿勢です.

体位変換・移乗

ボディメカニクスの原理を生かした体位変換

●ボディメカニクス（身体力学）とは，力学の原理を応用したケア技術で，小さな力でケアを行おうというものです．介護のさまざまな場面でボディメカニクスを取り入れると，腰痛などからだへの負担を軽減させることができます．

❶ 両足を開いて支持基底面積を広くする

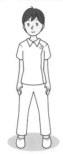

❷ 腰を落して重心を低くする

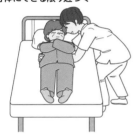

❸ 身体にできる限り近づく

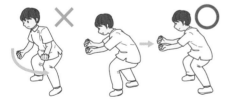

❹ 背中やももなど大きな筋群を使う

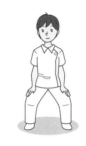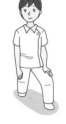

❺ 体をねじらず肩と腰を平行に保つ

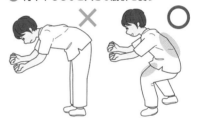

❻ テコの原理（支点，力点，作用点）を応用する

❼ 身体を小さくまとめ，コマの原理を応用して，回転させる

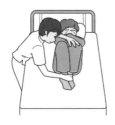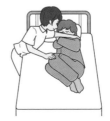

ベッドから車椅子への移乗方法（全介助）

① 身体を小さくまとめて，
ベッドの端まで水平に移動させる

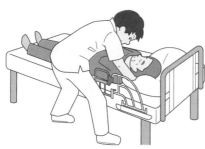

② 上体を起こしやすいよう，
身体を横向きにする

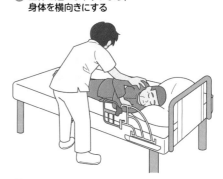

③ テコの原理を利用して端座位に起こす

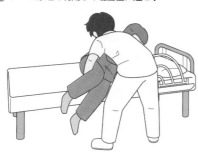

④ 車椅子を引き寄せ，ベッドの脇にセットする

⑤ 腰を落として足を大きく開き，
水平に車椅子に移乗する

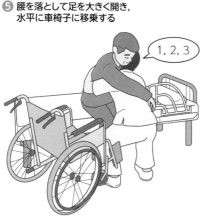

1, 2, 3

⑥ 姿勢が傾いている場合は，水平方向の動きで
ずらして，お尻の位置を整える

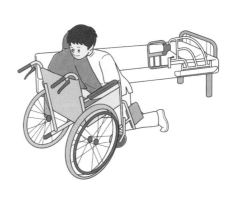

写真で見る皮膚病変

発赤 <small>ほっせき</small>
● 紅斑によって生じる皮表の赤み

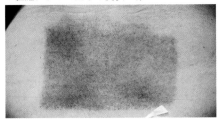

湿布剤による接触性皮膚炎

持続する発赤（褥瘡） <small>じょくそう</small>
● 押しても消えにくい発赤

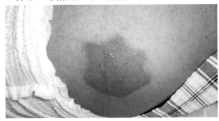

初期の褥瘡

水疱 <small>すいほう</small>
● 内部に漿液を含む限局性の隆起

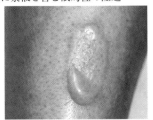

褥瘡の水疱

膿疱 <small>のうほう</small>
● 膿性の滲出液で満たされた水疱

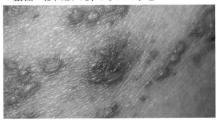

帯状疱疹による膿疱

色素斑 <small>しきそはん</small>
● 平坦で限局性の皮膚の変色

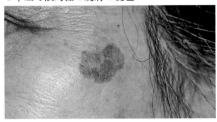

老人性色素斑

膿疱を伴う紅斑 <small>こうはん</small>
● 隆起性で限局性の病変

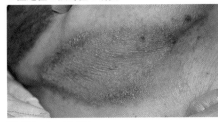

乳房下のカンジダ症

膨疹 <small>ぼうしん</small>
● 一過性の限局性浮腫

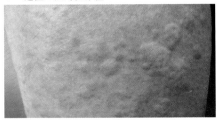

蕁麻疹による膨疹

角化型疥癬 <small>かくかがたかいせん</small>
● 灰色から黄白色の厚い角質が増殖している

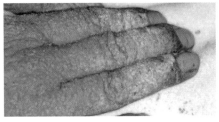

画像提供：岩澤うつぎ先生（東京都立広尾病院）

はじめに

　我が国では，少子高齢化が課題とされ，これまで様々な対応がなされてきました．その中で制定された「社会福祉士及び介護福祉士法」(1987年)では，介護福祉士という国家資格が誕生しました．介護福祉士が誕生してから30年以上が経ち，施設や在宅における介護福祉士をはじめとした介護に携わる人たちの役割と重要性はますます大きくなっているといえます．さらに，近年では家族関係の変化や社会情勢の変化から，介護の専門性の確立と，多職種連携の必要性が重要とされています．

　本書では，介護に関わるすべての人たちを対象として，その職務の専門性から連携を深めることで，利用者の生活を支える基本となる，医療の知識についてまとめています．介護職が生活支援を行う中で，疾患や症状，その治療に関する基本知識を得ることは，利用者の健康の維持や，異常や疾患の発見につながるものです．介護に関わるすべての人たちが，利用者の生活の維持，向上に役立つ正しい知識を持つことで，利用者の安心・安全を確保することにつながります．さらに，連携を深めるための共通知識も得ることができます．

　また，本書では介護に関わる人たちが「なぜ」という疑問から，知識を深めていけるような構成としています．日頃のなぜを解決することは，介護の業務をすすめる上でも，実践力を高め，さらなる知識力向上にも繋がると思っております．

　ご活用いただければ幸いです．

2023年4月

白井 孝子

目　次 CONTENTS

2章 介護に役立つ病気の知識

3章 認知症への対応

4章　感染症への対応

コラム column

表紙デザイン：野村里香
DTP：真興社
イラスト：真興社，日本グラフィックス

1章

介護の基本

なぜ、こうするの？
これって いったい何のこと？

がわかる

観察とアセスメント

食事　　　　　　　睡眠

排泄　　　　　　　薬物療法

清潔・整容　　　　介護予防

知っておきたい介護の知識

高齢者の身体的・精神的な特徴は何

A 　加齢に伴って身体の働きや体力の変化は，避けられないものです．高齢者では，多くの働きが低下していきますが，残された働きを維持し，変化に適応していくことができるように，援助の方法を考えることが重要です．知的な能力の面では結晶性知能は維持されることから，高齢になっても学び・習得することは可能です．

1. 一般的な高齢者の身体的特徴

●予備力（潜在能力．外からのストレスによる変化を回復させる能力）の低下によって，病気にかかりやすくなり，治りにくくなります．

●恒常性維持機能（身体を一定の状態に保とうとする働き）が低下することから，環境の変化に適応する能力が低下します．恒常性を保つ働きには，体温を調節する，体液の平衡を保つ，血液中の糖分を一定に保つ，血圧を調節するなどの働きがあります．

●複数の病気や症状を持っていたり，それぞれの病気が持っている特有の症状ではない非定型的症状や無症状を示したりします．

●安静・臥床が長期になると，関節の拘縮（関節の動きが制限された状態）や褥瘡（床ずれ），深部静脈血栓症（深いところを走る静脈に血の塊ができる），尿路感染などさまざまな合併症を起こしやすくなります．

●筋力，関節可動域（関節が最大に動ける範囲），平衡感覚の低下などにより，運動能力の低下が起こります．

●活動量が低下し，十分な栄養をとることができないと体力の低下，筋肉量の減少・筋力低下などが起こり，これをサルコペニア（加齢に伴う骨格筋減少）と言います．

高齢者の身体的特徴

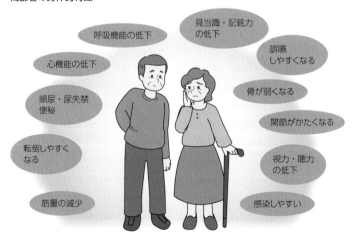

呼吸機能の低下
見当識・記銘力の低下
心機能の低下
誤嚥しやすくなる
頻尿・尿失禁　便秘
骨が弱くなる
転倒しやすくなる
関節がかたくなる
筋量の減少
視力・聴力の低下
感染しやすい

2. 高齢者の精神・心理的特徴

　加齢による身体機能の低下や，感覚機能の衰え，社会的環境変化によって心理的影響が生じます．

● 身体的な機能低下によって，活動空間の狭まり，対人交流や物事への接触の低下，生活での感動・喜びの減少などから，抑うつ反応が生じます．

● 聴力・聴覚の衰えが，言葉を介した日常のコミュニケーションに影響を及ぼし，猜疑心が生じやすくなったり，人の話しかけに対する理解力が低下して，自閉的になったりします．

● 新しい知識を得ようとする流動性知能は低下しますが，年齢を重ねても結晶性知能は良好に保たれるとされています．

● 死が近づきつつあることの自覚を呼び起こし，不安，焦燥などの心理的影響が生じます．

● 友人，兄弟，配偶者との死別，定年退職による職業や社会的立場の喪失，身体面の老化といった肉体上の喪失などの体験による心理的影響が生じます．自己中心的になったり，自分の役割に固執してかたくなな態度が生じたりします．

高齢者の精神・心理的特徴

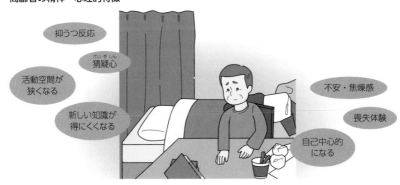

抑うつ反応

猜疑心

活動空間が狭くなる

新しい知識が得にくくなる

不安・焦燥感

喪失体験

自己中心的になる

加齢に伴う身体機能の変化

機能	加齢に伴う変化	起こりやすい障害
呼吸機能の低下	● 肺の弾性低下，残気量の増加により，分泌物の喀出能が低下 ● 胸郭運動の低下，呼吸筋運動の低下，肺胞の弾性低下により肺換気能が低下	誤嚥性肺炎，肺感染症，COPD
循環機能の低下	● 心筋細胞の減少と心筋の線維化によって心臓が肥大化し，ポンプ機能が低下 ● 動脈内膜の肥厚，中膜の石灰化により動脈の弾力性が低下し，収縮期血圧が上昇し，拡張期血圧が低下	心不全，不整脈，高血圧，起立性低血圧
消化・吸収機能の低下	● 歯牙の喪失，唾液分泌量の減少，咀嚼に関係する筋の収縮力低下により咀嚼・嚥下能力が低下 ● 下部食道括約筋の機能低下により，胃液が逆流 ● 胃粘膜の萎縮により，胃液分泌が減少 ● 食道粘膜の萎縮，小腸粘膜の血流減少，大腸平滑筋細胞数の減少により，消化管運動が遅延し，蠕動が減少 ● 肝血流量が減少し，脂肪吸収能，糖質吸収能，膵外分泌機能が低下	誤嚥，胃食道逆流症，便秘，薬物有害反応

腎機能の低下		●腎血流量の減少，腎糸球体の数の減少により，腎機能が低下 ●排尿回数の増加 ●尿路感染症	腎不全，薬物有害反応，頻尿，尿失禁，尿路感染症
運動機能の低下		●骨形成の低下により，骨量が減少．女性では閉経に伴う女性ホルモンの低下とともに骨量が著しく減少 ●筋線維の萎縮減少により，筋量が減少 ●関節軟骨の加齢変化，関節液の減少により，関節周囲組織が変性 ●手指の巧緻性が低下	転倒・転落，骨折，骨粗鬆症，腰痛・背部痛，関節痛，脱水，運動障害
感覚機能の低下	視機能	●水晶体の弾性低下，毛様体筋の萎縮により，調節力が低下 ●水晶体のタンパク質の変性による水晶体の混濁や，網膜の錐体細胞の感度低下により，色覚や弁別能，コントラスト感度が低下 ●瞳孔反応の低下により，暗順応が低下 ●眼瞼下垂，網膜神経細胞数の減少，視覚伝導路の機能低下により，視野が狭窄	老視，白内障，色覚異常，視野狭窄
	聴機能	●内耳の感覚細胞や蝸牛神経線維が変性	老人性難聴
	感覚閾値	●加齢に伴って感覚閾値が増加することにより，寒冷刺激に対する知覚が低下 ●皮下脂肪の減少，熱産生の低下，皮膚血管の拡張・発汗の低下などにより，体温調節機能が低下	皮膚感覚障害，体温調節機能障害，脱水
免疫機能の低下		●胸腺の萎縮により，T細胞の産生が低下 ●B細胞やマクロファージの加齢変化は少ない ●自己抗体に対する抗体産生が増加	免疫力低下，易感染，自己免疫疾患
神経機能の低下		●加齢に伴う神経細胞の脱落によって萎縮し，脳重量は減少し，脳機能が低下 ●神経細胞数の減少により，神経伝達速度が低下 ●脳組織における生化学的変化により，神経伝達物質(アセチルコリン，セロトニン，アドレナリンなど)の代謝が異常	転倒・転落，脱水，認知症
認知機能の変化		●見当識，記銘力，適応力，流動性知能(情報を獲得し，処理する能力)が低下 ●意味記憶(一般知識に関する記憶)・手続き記憶(身体で覚えた記憶)は不変 ●結晶性知能(学習や経験と結びついた能力)は不変	認知症，うつ病，せん妄

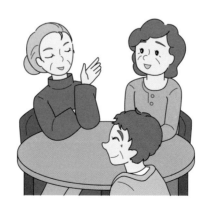

主な訴えに対するケアのポイントは何，なぜそうするの

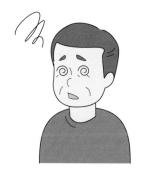

高齢者は，複数の症状を訴えることが多く，また訴えの表現もあいまいになりがちです．不特定の訴えもあります．主訴が何なのか，話しをよく聞き，急変を疑う訴えや症状がないか，さらにメンタルヘルス不調の症状がないか注意が必要です．それらの訴えや症状があれば，医師・看護師に報告します．

高齢者の疾患の特徴には，①1人で多くの疾患を持っている，②個人差が大きい，③症状が定型的でない，④水・電解質の代謝異常を起こしやすい，⑤慢性の疾患が多いなどがあります．

1. 急変症状・訴えへの注意

疾患が多様であることに加え，訴える症状も多様です．後期高齢者になると平均8つ以上の訴えがあるとされています．今までと違う訴えや動きの変化があれば，急変を疑う訴えや症状である可能性もあります．

●急変を疑う主な訴え：

・息が苦しい．
・胸が痛い．
・腹痛．
・食欲がない．
・頭痛．
・めまいがする．
・眠れない．
・不調を訴える．

●急変を疑う主な症状：

・歩き方が変だ．
・歩けない．
・行動・様子が変だ．
・ぼんやりしている．

2. メンタルヘルス不調への注意

家族や身近な人物との死別，喪失体験，退職など社会的役割の低下，経済不安などから生じる慢性的なストレスによる抑うつ状態が，高齢者のメンタルヘルス不調の原因となります．老年期うつ病と言われる状態で，認知症と症状が似ていることから診断や治療が難しく，知らないうちに症状が進行してしまうことがあります．

●メンタルヘルス不調の訴え・症状：

・不安や焦燥感．
・緊張の訴え．
・抑うつ気分．
・不眠．
・倦怠感の訴え．
・妄想など．

●老年期うつ病では，抑うつ気分という精神的な症状とともに，頭痛や腰痛，胃の不快感など身体的症状の訴えが見られます．

Q 高齢者の体調変化に気づくポイントは何，なぜそうするの

A 体調変化の訴えをよく聞くこと，「いつもと様子が違う」「何か変」と気づけるよう日頃からの状態を把握しておき，変化がないか観察をよく行うこと，季節の変わり目に気をつけることも大切です．

高齢者の体調変化は，食欲がない，体がだるい，疲れやすい，眠れない，熱がある，便や尿が出にくい，気分が塞ぐ，気力がでないなど多種多様な訴えとして現れます．体調変化の訴えに重大な病気が隠れている可能性もあります．高齢者の病気は，典型的な症状が現れにくい，自覚症状の訴えが乏しいこともあり，病気を見逃すこともあります．

不調の訴えをよく聞くこと，不調がないかよく観察することが大切です．

高齢者の体調変化

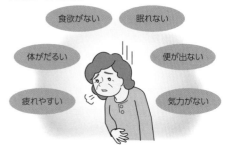

1. 訴えを聴くポイント

- 日頃の利用者の特性，病気などを把握しておきます．
- 食欲や排泄の状況に変化があるか利用者や家族の訴えや話しをよく聴きます．
- 不調があれば，その症状がいつから起こっているか確認します．
- 生活リズムに変化があるかを聴きます
- 前項の急変を疑う訴えがあれば，訴えをよく聴き，医療機関への連絡のために状態の確認をします．

2. 観察のポイント

- 利用者から体調不良を言葉で訴えなくとも，周囲の人や介護者が早めに不調に気づき対応することが大切です．
- バイタルサイン（体温，脈拍，呼吸，血圧）の状態を観察します．
- 顔色，表情，話し方，活気や気分に変化がないか観察します：落ち着きがない，不安や恐怖の表情がある，緊迫感がある，苦痛表情など．

- 四肢の動きや歩行状況を観察します．
- 前項の急変を疑う症状があれば，症状をよく観察し，医療機関への連絡のために状態の確認をします．

3. 季節の変わり目の体調変化

- 高齢者では，季節の変わり目に，食欲不振，微熱，倦怠感，不眠，便秘，抑うつ，無気力などの心身の不調を訴えることが多く，これには，自律神経（交感神経，副交感神経）のバランスの崩れが関係している可能性があります．
- 自律神経の乱れによって血液循環の調節が乱れると立ちくらみが生じやすく，転倒に至ることがあるので，注意が必要です．
- 自律神経の乱れの原因には，環境の変化やストレス，不規則な生活習慣などが考えられるので，①ストレスを生じない環境，②規則正しい生活習慣，③適度な運動が勧められます．

バイタルサインって何　なぜ重要なの

A バイタルサインとは，人間が生きていることを示す指標です．体温，脈拍，呼吸，血圧，意識レベルの5つがバイタルサインです．これらを観察・測定することで，身体の異常を早期に発見することができます．

　バイタルサインは，異常の早期発見のための重要な観察項目です．

　体温，脈拍，呼吸，血圧は，人間が生きている（バイタル）ことを示す指標（サイン）であることから，バイタルサインと呼ばれます．この4項目が基本的にバイタルサインとされますが，意識レベルを加えて5項目とする場合があります．

1. 体温

● 体温は，脳の視床下部にある体温調整中枢の働きによって，一定にコントロールされています．

● 体温測定は，腋窩（脇の下）で行うのが一般的ですが，外耳や口腔内，直腸で測る場合もあります．

● ガンタイプの検温器や，サーモグラフィでの測定が実施されており，これらは，非接触で表面温度を検知しています．

● 腋窩で測定した正常な体温は，成人で36.0〜37.0℃で，乳幼児では高く，高齢者では低めになります．腋窩温より口腔温が高く出ます．

● 37.5℃以上を高体温といい，呼吸器感染症，尿路感染症，化膿性疾患などが疑われます．

● 34℃以下を低体温といい，寒冷外気への長期曝露，解熱薬の大量服用，中枢性疾患，栄養失調，甲状腺機能低下症などで生じます．

● 体温の測定は，麻痺がある場合は健側で行います．

2. 脈拍

● 1分間に心室が収縮する回数を心拍数といいます．

● 心臓の拍動は，末梢の動脈（橈骨動脈や上腕動脈）で体表から触知できるため，末梢動脈で測定する1分当たりの心拍数を脈拍数といいます．心拍数と脈拍数は理論的には同数値となりますが，不整脈があると心拍数より脈拍数が少なくなる場合があります．

● 一般的に脈拍数は，手首の橈骨動脈に人差し指，中指，薬指を3本並べて当て，1分間の回数を数えて測定します．

● 成人では，1分間に60〜80回程度で，100回/分以上を頻脈，60回/分以下を徐脈といいます．リズムが乱れているものを不整脈といいます．

● 不整脈は，心臓疾患や不眠，過労で生じます．

● 精神的興奮や運動，食事，入浴などの影響によって脈拍は速くなるので，落ち着いた状態で測定します．

3. 呼吸

● バイタルサインとしての呼吸は，呼吸の回数・深さ，リズム，呼吸音，努力呼吸などを観察します．

脈拍の測定

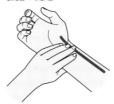

呼吸リズムの異常

チェーンストークス呼吸	
ビオー呼吸	
クスマウル呼吸	
あえぎ呼吸	

肩呼吸

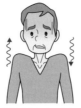

普段は使わない肩の筋肉を使った呼吸

下顎呼吸

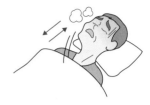

下顎を使ってあえぐような呼吸

●正常な呼吸は規則正しく，静かで，1分間に12〜18回程度です．呼吸の異常には，(1) 呼吸数と呼吸の深さの異常，(2)呼吸リズムの異常，(3)呼吸音の異常，(4)努力呼吸があります．

(1) 呼吸数と呼吸の深さの異常：①頻呼吸；呼吸の深さは変わらないが，呼吸数が1分間に24回以上と増加．②徐呼吸；呼吸の深さは変わらないが，呼吸数が1分間に12回以下と減少．

(2) 呼吸リズムの異常：①チェーンストークス呼吸：無呼吸と深く速い呼吸が交互に出現．②ビオー呼吸：呼吸の振り幅は変化せず，同じ深さの呼吸と無呼吸が交互に出現．③クスマウル呼吸：異常に深く遅い呼吸．④あえぎ呼吸：徐呼吸で長い呼吸停止，臨死状態で見られます．

(3) 呼吸音の異常：ゼーゼーやヒューヒュー音があり，呼吸器疾患で生じます．

(4) 努力呼吸：呼吸するときに努力が必要な呼吸で，肩で息をする（肩呼吸），下顎を下方に動かし口を開いて息をする（下顎呼吸）などがあります．気管支喘息などの呼吸器疾患や心不全などで見られます．

●パルスオキシメータを用いることで，血中の酸素濃度を経皮的に測定して，酸素が十分に取り込まれているかを判定することができます．

●呼吸運動は意識的に変えることができるため，呼吸を測っていることを相手に意識させないことが必要です．

4. 血圧

●血圧とは，心臓が全身に血液を送り出すときに動脈壁を押す圧力です．

●心臓の収縮力や血液の量，血液の粘り気，血管壁の硬さ，末梢血管の抵抗などが血圧に影響します．

●成人の血圧値の分類は，日本高血圧学会の「血圧値の分類」が広く用いられています．

●血圧は，体位，動作により変動するので，約10分間の安静後に測定します．

●血圧は，いつも同じ側の腕や場所で測るようにします．

●家庭用血圧計を購入して，自宅で毎日測り，血圧を自己チェックすることが重要です．

●高血圧症については，100頁参照．

5. 意識レベル

●意識とは，外からの刺激を受け入れて，自分の状態を外に表現できることです．

●意識障害には，自分の名前や生年月日が言えない，揺り動かしても目が覚めない，起きているけれども反応が鈍い，すぐに寝てしまう，などさまざまレベルがあり，どのレベルの意識状態にあるかを，評価スケールを用いて客観的に評価します．評価スケールには，ジャパンコーマスケールやグラスゴーコーマスケールがあり

血圧値の分類（成人血圧，単位はmmHg）

分類	診察室血圧			家庭血圧		
	収縮期血圧		拡張期血圧	収縮期血圧		拡張期血圧
正常血圧	<120	かつ	<80	<115	かつ	<75
正常高値血圧	120-129	かつ	<80	115-124	かつ	<75
高値血圧	130-139	かつ／または	80-89	125-134	かつ／または	75-84
I度高血圧	140-159	かつ／または	90-99	135-144	かつ／または	85-89
II度高血圧	160-179	かつ／または	100-109	145-159	かつ／または	90-99
III度高血圧	≧180	かつ／または	≧110	≧160	かつ／または	≧100
（孤立性）収縮期高血圧	≧140	かつ	<90	≧135	かつ	<85

日本高血圧学会高血圧治療ガイドライン作成委員会編：高血圧治療ガイドライン2019. p.18

ます.
●意識障害は，日常生活では，脱水症，一酸化炭素中毒，アルコールの過剰摂取，脳貧血などで起こります．意識障害を伴う疾患には脳卒中，心筋梗塞，頭部外傷，急性消化管出血，てんかん，熱性けいれん，低血糖症などがあります.

●「ボーっとしている」「いつもと違う」などの普段と違う反応があるときは，意識障害を疑い，状態の変化を観察します．意識がもうろうとしている，呼びかけに応じないという場合，緊急事態なので，救急要請や医療機関への連絡など必要な措置を行います．意識障害の急変対応については，67頁参照.

ジャパンコーマスケール

	反応	レベル
I覚醒している	だいたい清明だが，今ひとつはっきりしない	1
	時・人・場所がわからない（見当識障害）	2
	名前，生年月日が言えない	3
II痛み刺激で覚醒するが，なくなると眠る	呼びかけで容易に開眼する	10
	揺さぶれば開眼する	20
	痛み刺激を加えつつ呼びかけるとかろうじて開眼する	30
III痛み刺激でも覚醒しない	痛み刺激ではらいのける動作をする	100
	痛み刺激で少し手足を動かしたり，顔をしかめる	200
	まったく動かない	300

例：I-3　II-20　III-100など

グラスゴーコーマスケール

観察項目	反応	スコア
開眼eye opening	自発的に開眼する	E4
	呼びかけで開眼する	E3
	痛み刺激を与えると開眼する	E2
	開眼しない	E1
言語反応best verbal response	見当識の保たれた会話	V5
	会話に混乱がある	V4
	混乱した単語のみ	V3
	理解不能な音声のみ	V2
	なし	V1
運動反応best motor response	命令に従う	M6
	合目的な運動をする	M5
	逃避反応としての運動	M4
	異常な屈曲反応	M3
	伸展反応	M2
	まったく動かない	M1
合計（正常）		15

例　E：3　V：4　M：6　合計13点

皮膚を観察するポイントは何，なぜ必要なの

皮膚は健康の鏡．皮膚の色，皮膚の湿潤度，浮腫（むくみ），皮膚病変と創傷などを観察します．皮膚の病変が内臓疾患の現れであることもあるので，皮膚の観察は，重要です．皮膚トラブルは，QOLにも関係します．

1. 皮膚の働き

1) 保護

●皮膚は，外界との境界であり，水分の喪失や透過を防ぎ，紫外線を吸収し，細菌やウイルス，異物の侵入を防ぎ，外部からの衝撃を吸収し，身体を保護する役割を果たしています．

●加齢により，表皮の構造や機能の変化によって保護機能が低下し，皮膚が傷つきやすく，かゆみや感染を起こしやすくなります．

2) 体温調節

●皮膚の脂肪組織によって保温し，発汗による熱の放散によって，体温を調節しています．

●加齢に伴い，皮膚の血管運動が低下したり，発汗が減少したり，皮下組織の脂肪が減少したりして，体温調節機能が低下します．

3) 感覚器

●皮膚は，触覚・圧覚・痛覚・温覚・冷覚などの皮膚感覚を受け取る組織です．

●加齢に伴い，皮膚の知覚神経への反応が低下し，触覚や振動覚を受け取る働きが低下します．温覚や痛覚も鈍くなります．

2. 皮膚の観察

●皮膚の観察では，①皮膚の色，②皮膚の湿潤度，③浮腫（むくみ），④皮膚病変と創傷などの部位と範囲，程度を確認します．

●皮膚トラブルによって生活リズムが乱れれば，抵抗力が弱まり，さらに皮膚の保護機能は低下して，新たに感染症や褥瘡（床ずれ）を引き起こすといった悪循環が生じます．

1) 皮膚の色

●打ち身・あざ，変色，蒼白，チアノーゼ，黄疸がないか観察します．

●白色（蒼白）：血流の低下や酸化ヘモグロビン（酸素を取り込んだヘモグロビン）の減少で起こります．失神，ショック，貧血などで見られます．

●青色（チアノーゼ）：還元ヘモグロビン（酸素を放出したヘモグロビン）の増加で起こります．心疾患，肺疾患，不安や寒冷環境で生じます．

●黄色（黄疸）：ビリルビンの増加で起こります．肝臓・肝胆道系疾患，膵がん，溶血性貧血などで見られます．

2) 皮膚の湿潤度

●皮膚の湿潤度：乾燥，湿潤・浸軟（ふやけ）がないかを観察します．

●乾燥（ドライスキン）：角質層の水分保持機能が低下することで起こります．ドライスキン対策は，95頁参照．

●湿潤・浸軟：角質層が過度の水分によって膨らんだ状態です．浸軟した状態が続くと，少しのずれや摩擦でも，皮膚が損傷しやすくなります．

3) 浮腫

●血管内の圧力が増大して，血液中の水分が，血管やリンパ管の外にしみ出し，皮膚の下に溜まった状態です．

●浮腫が生じる原因には，全身性の原因と，局所性の原因があります．全身性の原因は，心臓疾患，腎疾患，消化器疾患，低栄養，肝硬変，薬剤など，局所性の原因は，炎症，静脈血栓症，外傷などです．

発疹の種類

名称	読み方	形態
紅斑	こうはん	隆起のない赤い斑点. 真皮の血管拡張による
紫斑	しはん	隆起のない紫色の斑点. 赤血球が血管外に漏れ出したもの
丘疹	きゅうしん	いわゆる「ぶつぶつ」「できもの」. 皮膚の一部が隆起
結節	けっせつ	丘疹の大きいもの
水疱	すいほう	いわゆる「水ぶくれ」. 内容が透明な液体が表皮内や表皮下に溜まったもの
膿疱	のうほう	水疱の内容が黄色で濁った膿性になったもの
鱗屑	りんせつ	角化層が厚くなって, 剥離または剥離しかけているもの
痂皮	かひ	いわゆる「かさぶた」. しみ出した血液成分や膿などが固まったもの
糜爛	びらん	表皮が部分的に欠損したもの. 後に瘢痕を残さない
潰瘍	かいよう	真皮または皮下組織までの欠損で, 後に瘢痕を残す
膿瘍	のうよう	真皮や皮下組織に膿がたまったもの
瘢痕	はんこん	いわゆる「傷跡」. 潰瘍, 膿瘍などの欠損部分が肉芽組織で修復されたもの

●下肢の浮腫で発見されることが多く, すねやふくらはぎを指で押すと, 指の跡が残りへこみが戻らないことで見つけることができます.

4) 皮膚病変と創傷

●皮膚に出現する病変を発疹と言います. 発疹は, 紅斑, 丘疹, 鱗屑, 水疱など, さまざまな形態の総称です(表参照).

●薬剤の副作用・アレルギーによる発疹は薬疹といい, 薬疹を生じる可能性のある薬剤の服用があるか確認します.

●皮膚の創傷は, 外傷や褥瘡を観察します. 高齢者では, 褥瘡の観察が特に重要です.

●褥瘡は, 骨突出部に外力や自重が長時間かかり, 組織の虚血(組織への血液の供給が不十分な状態)により発生するもので, 好発部位(発生しやすい部位)は, 仰臥位では仙骨, 踵, 腸骨, 坐骨結節部などです(図参照).

●褥瘡は, 初期には, 圧迫しても消えない皮膚の赤み(発赤)として観察されるので, 好発部位に発赤がないか観察します(褥瘡ケアは. 99頁参照).

褥瘡の好発部位(仰臥位の場合)

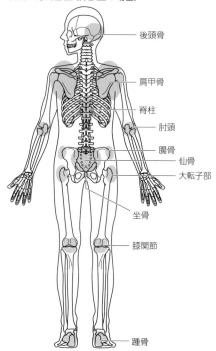

- 後頭骨
- 肩甲骨
- 脊柱
- 肘頭
- 腸骨
- 仙骨
- 大転子部
- 坐骨
- 膝関節
- 踵骨

Q 障害をどうとらえるの，ICFって何

A 　人間の生活機能と障害を総合的にとらえる視点として，WHOが提唱する国際生活機能分類（ICF）があります．ICFは，機能レベル，活動レベル，参加（人生）レベルから生活機能をとらえていきます．

　世界保健機関（WHO）は，2001年に国際生活機能分類（ICF）で，人間の生活機能と障害を「心身機能・身体構造」「活動」「参加」の3次元および「背景因子」で分類し，体系立てることを提唱しました．ICFは，統計，研究，臨床，社会政策，教育などさまざまな分野で国際的に用いられています．

　高齢者の生活機能を機能レベル（心身機能・身体構造）だけでなく，活動レベル，参加レベルで見ていき，その背景因子（環境因子，個人因子）をとらえて，「生きることの全体像」をとらえることを提唱しているのです．

1. 機能レベル

● 生命の維持に直接関係する心身の機能，身体の構造の障害です．視覚・聴覚，内臓，精神などの機能面，および指の関節や胃・腸，皮膚な

どの構造面などです．
● 生命の維持に直接つながる生命レベルのものです．

2. 活動レベル

● 日常生活行為や家事行為，余暇活動など，文化的・社会生活を送る上で必要なすべての活動のことです．
● 生活レベルとして日常生活動作（ADL）や手段的日常生活動作（IADL）などが含まれます．

3. 参加レベル（人生レベル）

● 家庭，会社，地域社会への参加などにより，生活，人生場面への関わりのことです．
● 活動は個人の生活レベルであるのに対して，参加は社会や人生に関わる社会レベル（人生レベル）であり，社会的な出来事に関与したり，

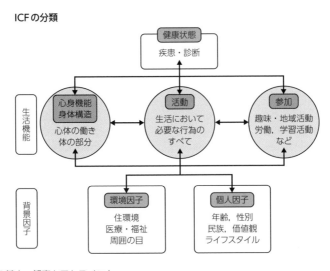

ICFの分類

役割を果たしたりすることです.

4. 背景因子

背景因子は, 生活機能に大きな影響を与える因子で, 生活機能の低下の原因となります. 背景因子は, 「環境因子」と「個人因子」の2つからなります.

1) 環境因子

● 環境因子は, その人を取り巻く人的・物的な環境のすべてで, 道路や建物, 住環境, 福祉用具などの「物的環境」, 家族や友人, 同僚, 周囲の目などの「人的環境」, 医療や福祉, サービスなどの「社会的環境」の3つの因子に分けられます.

2) 個人因子

● 個人因子は, その人固有の特徴のことで, 年齢や性別, 民族, 生活歴 (学歴・職歴・家族歴など), 価値観, ライフスタイルなど, その人を形作っているすべてのものです.

COLUMN

ADLとIADL

　ADLとは, activities of daily livingの略語で, 日常生活動作と訳されます. IADLとは, instrumental activities of daily livingの略語で, 手段的日常生活動作と訳されます. ADLは, 人間が日常生活を行うための基本的動作, IADLは, ADLに関連する生活動作を意味します.

　IADLの低下が起きてから, ADLの低下が起きます. IADLに支援が必要な状態が要支援状態, ADLに支援が必要な状態が要介護状態と言えます.

ADLとIADL

	ADL	IADL
内容	● 食事 ● 移動 ● 排泄 ● 入浴 ● 更衣 ● 洗面	● 電話使用 ● 買い物 ● 食事の準備 ● 家事 (清掃, 身の回りの片づけなど) ● 洗濯 ● 移動 ● 服薬管理 ● 財産の取り扱い・管理
評価スケール	● Barthel Index (バーセルインデックス):食事, 移動, 整容, トイレ, 入浴, 歩行, 階段, 着替え, 排便, 排尿の10項目で評価 ● Katz Index (カッツインデックス):入浴, 更衣, トイレの使用, 移動, 排尿・排便, 食事の6項目で評価 ● 機能的自立度評価表 (FIM):1. セルフケア (食事, 整容, 清拭, 更衣, トイレ動作), 2. 排泄コントロール (排尿管理, 排便管理), 3. 移乗 (ベッド・椅子・車椅子, トイレ, 浴槽・シャワー), 4. 移動 (歩行・車椅子, 階段), 5. コミュニケーション (理解, 表出), 6. 社会的認知 (社会的交流, 問題解決, 記憶) で評価	● Lawton (ロートン) の尺度:電話, 買い物・食事の準備, 家事, 洗濯, 交通手段, 服薬管理, 財産管理の8項目で評価 ● 老研式活動能力指標:バスや電車の利用, 買い物, 食事の用意, 請求書の支払い, 預金・貯金の出し入れ, 書類記入, 新聞を読む, 本や雑誌を読む, 健康についての関心, 友人宅への訪問, 相談に乗る, お見舞いに行く, 若い人に話しかけるの13項目で評価

Q 介護過程って何，科学的思考に基づく介護をどう進めるの

A 日々の介護を体系立てて実践していくために，科学的思考が必要とされます．介護実践を系統的にプロセス化したものが介護過程です．介護過程を展開することで，科学的思考に基づく介護を実践することができます．

　介護過程は，利用者のQOLの向上のために，介護職の立場から，利用者が望む生活を実現する生活上の課題を明確にし，課題を解決する計画を立案して，計画を実施し，実施した後に評価するという，科学的思考に基づく介護実践のプロセスで，介護実践の根拠となるものです．

　介護過程は，①アセスメント，②計画立案，③実施，④評価で構成されます．

1. アセスメント

●アセスメントは，利用者や家族・関係者，利用者の環境から利用者に関する情報を収集し，それを分析・解釈して統合して，利用者の生活課題を明確にするために行います．

●収集する情報には，利用者の感情，願望，価値観，身体的状況など，利用者が言葉で表現した主観的情報と，医療情報，ケアプラン，記録類など利用者を観察して得られた客観的情報があります．

2. 計画立案

●利用者1人1人に対して，アセスメントで明確となった課題に対して，介護計画（個別介護計画）を立案します．

●計画立案では，目標を設定し，目標達成するための具体的な支援内容や方法を組み立てます．

●介護計画は利用者・家族・関係者と共有できるように言語化する必要があります．

●ケアマネジャーが作成するケアプラン（介護サービス計画）が，介護サービスの種類，内容，頻度等を総合的に計画するものに対して，個別

介護過程

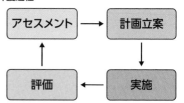

介護計画は，介護職が介護サービスを提供する際の，具体的な方針や内容について計画するものです．

3. 実施

●介護計画に沿って，利用者の状況に応じてケアを実施します．

●実施に当たっては，根拠に基づいた，良好で倫理的な援助関係を保つこと，生活支援技術やコミュニケーション技術を用いることが必要となります．

●実施した介護実践は，記録し，共有し，評価ができるようにします．

4. 評価

●評価は，実施した結果が目標に到達できたか，介護計画が目標に向かっているか，現状を判断するために行います．

●利用者に望ましい変化が見られた場合は計画を続行し，目標が到達された場合は計画を終了します．

●利用者に望ましい変化が見られない場合や，目標に到達できなかった場合は，評価に基づいて目標の修正や介護計画の修正・再計画を行います．

Q PDCAサイクル，OODAループって何，どう活かしていくの

A プラン→ドゥ→チェック→アクションの行動思考法をPDCAサイクル，オブザーブ→オリエント→ディサイド→アクトの行動思考法をOODAループ（ウーダループ）と言います．ともに科学的思考に基づく行動の枠組みです．

介護職が行う介護過程を科学的思考に基づいて実践する枠組みにPDCAサイクルとOODAループがあります．

1. PDCAサイクル

●PDCAサイクルとは，Plan（計画）→Do（実行）→Check（評価）→Action（改善）を繰り返し，次の行動計画に反映させるという一連の改善行動の手法です．

1. Plan（計画）：「いつまでに，何を，どうする」といった具体的な目標を設定し，目標を達成するために実行する計画を立てます．

2. Do（実行）：目標達成の計画を着実に遂行します．計画を実行しながら，進捗度や結果を記録します．

3. 評価（Check）：計画を実行した結果を把握して，計画通りに実行できたかどうかを評価します．

4. 改善（Action）：成功あるいは失敗の要因に関する分析や検証課題について，改善点を考えます．

●PDCAサイクルを活用することで，目標が明確になり，すべきことや求められていることを理解しやすくなり，業務改善，質の向上につなげることができます．

2. OODAループ

●OODAループ（ウーダループ）とは，Observe（観察）→Orient（状況判断）→Decide（意思決定）→Act（実行）の略で，PDCAサイクルが，組織的な改善など時間のかかる行動思考であることに対して，短いループで現在の状況を見極めながら，行動の中で考え，また行動するという，現在進行形で実行する行動思考の枠組みです．

1. 観察（Observe）：観察することによって情報を収集し，状況を認識します．

2. 状況判断（Orient）：観察で得た生のデータを統合・分析し，次のDecide（意思決定）に必要な材料を見極めていきます．

3. 意思決定（Decide）：実行（Act）に向けて何をするか，具体的な方策や手段を決定します．この時点で，判断材料の不足で意思決定に至らない場合，観点を変えて観察（Observe）に戻って，ループします．

4. 実行（Act）：意思決定した行動を実践します．実行後は，フィードバックするために再びObserve（観察），または必要に応じて他の段階に戻り，ループを再開します．

●OODAループは，行動結果が出るのが早く，個人の裁量が大きく臨機応変に行動できる反面，バラバラになりやすい，業務改善には向かないという特徴があります．

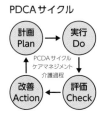

PDCAサイクル

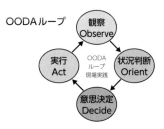

OODAループ

食べたいと感じるには，何が必要なの

A 食欲は，脳の視床下部にある，摂食中枢と満腹中枢の反応によって生じます．この反応は，胃の伸縮や血糖値，視覚・嗅覚・味覚などの感覚情報，ストレスなどの精神的要因，内臓機能・運動機能などが関係しています．

　人は空腹を感じると「食べたい」という空腹感が生まれます．食事を取った後には，満腹感が生まれ，それ以上は食事を取らなくなります．この空腹感や満腹感には，脳や神経，消化管が関係しています．

　食欲とは，食べ物を求める意欲的な感覚です．食欲は脳の視床下部にある2つの中枢（摂食中枢と満腹中枢）で調節されます．摂食中枢と満腹中枢への刺激には，胃の伸縮と血液中のブドウ糖の濃度（血糖値）が関係しています．さらに食欲には，視覚・聴覚・嗅覚・味覚などの感覚情報や精神的要因，内臓機能・運動機能が関係しています．

1. 視床下部

● 視床下部とは，間脳の一部で，体内の活動の調節を行う重要な働きを持つ部分です．

● 胃の食べ物が消化により腸に送られると，胃の壁が縮み，自律神経である交感神経が反応し，摂食中枢が刺激され，摂食行動が起こります．

● 胃に食べ物が入り，胃の壁が伸びると，自律神経である副交感神経が反応し，満腹中枢が刺激され，摂食行動を停止します．

2. 血糖値

● 食事の後，血糖値は上昇しますが，その後徐々に低下していきます．

● 血糖値が70〜110 mg/dL程度に低下すると，摂食中枢が反応し，空腹感を感じ，食欲が生まれます．

● 血糖値が空腹時血糖の2倍になると満腹中枢が反応し，満腹感を感じ，食欲は低下します．

食欲を調節する仕組み

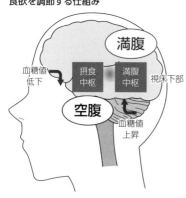

食べたいと感じる仕組み

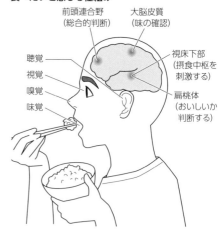

3. 感覚情報・精神的要因

●視覚，聴覚，嗅覚，触覚，味覚，温度覚などでとらえた食べ物の情報は，脳に伝えられ，記憶と照合されて，「おいしそう」と感じれば摂食中枢が刺激され，食欲がわきます．

●反対に「嫌いだな」と感じれば満腹中枢が刺激され，食欲は低下します．

●うつ病や認知症，神経症，統合失調症，自律神経失調症は，食欲を低下させたり，逆に亢進させたりする要因となります．

●精神的ストレスや身体的ストレスが続くと，自律神経の交感神経が過剰に刺激され，消化吸収を促す副交感神経の働きが抑えられて，食欲が起こりにくくなります．また，生活習慣が不規則になると自律神経が乱れ，食欲がわきにくくなります．

4. 内臓機能・運動機能の低下

●胃や腸の消化吸収機能が低下すると，消化不良や下痢，便秘になりやすくなることで食欲不振になることがあります．

●加齢によって運動量が低下したり，筋肉量，基礎代謝が低下したりすることで空腹感を感じにくくなり，食欲がわきにくくなることがあります．

ケアのポイント

食欲不振への対処

●食欲を引き出すには，視覚や聴覚，嗅覚を活用して，見た目や調理の音，香りで楽しめる食環境を整えることが必要です．

●朝食前には洗顔，更衣．食前・食後には口腔ケア，排泄の援助，手を洗うなど食べる環境を整えます．

●食べ物が見えやすい姿勢にする，嚥下しやすい食事姿勢にする，顎を引き，やや前屈みにした座位で，足底を床につけて椅子に深く腰かけます．

●食品の形態や食事量の工夫をします．パサパサしたり，噛みにくかったりするものは，食べやすいような工夫をします．

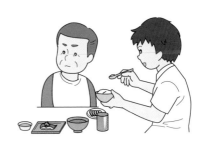

交感神経と副交感神経

　自律神経にはパラレルな働きをする交感神経と副交感神経があります．

　交感神経の働きが優位になると，血管は収縮し，血圧が上昇し，心拍数が増加し，身体は，活動状態になります．

　副交感神経の働きが優位になると，血管は拡張し，心拍数は減少し，リラックスした状態になります．

交感神経と副交感神経の働き

	交感神経優位	副交感神経優位
眼	瞳孔が拡大	瞳孔が収縮
心臓	心拍数増加	心拍数減少
血圧	上昇	下降
血管	収縮する	拡張する
呼吸	促進	抑制

食欲低下の原因は何，どうケアするの

食べる（摂食）という行為は，まず食べ物を認識することが必要です．脳の機能低下や味覚，嗅覚，視覚，聴力の低下があると，食べ物を認識しづらくなり，食欲の低下につながります．

食べる（摂食）という行為は，食物を認識し，それを口に運び，歯で噛み砕き（咀嚼），舌で味を感じ，さらに舌と唾液によって噛んだものを塊にまとめて，それを飲み込む（嚥下）という一連の行動によって成り立ちます．これらの機能が，加齢に伴って低下すれば，食事の摂取は，困難になります．

加齢に伴って脳の機能低下や感覚の低下が起こると，食べ物についての認知機能が低下します．

1. 脳の機能低下

● 認知症などにより，脳の機能が低下すると，食習慣から得られた記憶が低下し，好きな食べ物を忘れてしまったり，認知できなくなったり，食事を取ることを忘れてしまったりなどで，食欲の低下，食事量の減少などが起こります．

● 事故や脳の病気により脳の機能が損傷し，高次脳機能障害がある場合，集中力などが乏しくなり，食事動作の遅延や停止，誤嚥などを起こしやすくなります．

● 脳血管障害により半側空間無視が生じる場合があります．半側空間無視とは，損傷した大脳半球の反対側の空間を認識できない症状で，食事の場合では，その空間にある食事に気づくことができません．

2. 感覚の低下

1）視覚・聴覚の低下

● 加齢に伴う視力低下の原因には，老視と白内障などがあります．老視があると，手元の細かい文字や物が見にくくなり，メニューの文字が見えなかったりします．

● 白内障（90頁参照）があると，色覚に変化が生じ，食べ物の色が黄色がかって見えたり，食べ物の色彩がわかりにくくなったりします．

● 加齢に伴う内耳の変化により，聴覚が低下し，調理の際の音が聞きづらくなるなどが原因で，食欲が低下することがあります．

● 補聴器の使用では改善できない聴覚の低下がある場合，食事環境を整えたり，一緒に調理したりして，聞こえは低下していても，食事の楽しさを再現できるようにする工夫も大切です．

2）味覚・嗅覚の低下

● 舌の味蕾（味覚を感じる受容器）の数の減少により，味覚が低下します．

● 味覚は，甘味，塩味，酸味，苦味，旨味の5つとされますが，加齢に伴い，塩味と苦味の味覚が低下するとされており，このため高齢者は，濃い味を好むようになったりします．

● 食事量の不足や食事内容の偏りでも味覚が低下します．特に亜鉛の不足は味覚障害の原因となります．

● 嗅細胞の減少により嗅覚が低下すると，食事のにおいを感じにくくなり，食欲が低下することがあります．また，腐敗したにおいなどもわかりにくくなります．

●脳の機能低下のある高齢者の介護では，利用者それぞれの状態を把握し，意欲に働きかけたり，環境を整備したりして食事を支援します．

●半側空間無視がある場合，食器の位置を見やすい位置にしたり，声をかけたりして認識できていないほうの食事内容に意識を向けるようにします．

●視覚の低下がある場合，利用者がどのように見えているか，見えていないのか，利用者に聴き，支援の方向性を考えていくことが必要です．また，眼鏡の使用を忘れないようにして，細かい動作ができるようにします．

●視力の低下がある場合，食器の色と食べ物の色の区別がつかないため，食べ物を残してしまうことがあります．食器の色と食事の色が区別できるよう，食器の色を変えるなどの工夫が，食欲低下の予防につながります．

●味覚・嗅覚の低下がある場合，医療職と連携し，嗅覚低下の原因を確認しておく必要があります．嗅覚が回復しない場合には，視覚や食事場面の環境を整備するなど，楽しく食事ができる工夫をすることが必要になります．

半側空間無視の見え方

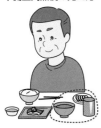

白内障の見え方

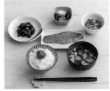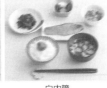

正常時　　　　　　　白内障

COLUMN

食欲低下と低栄養

　食欲低下は，脳の機能低下，視覚・聴覚の低下，味覚・嗅覚の低下などさまざまな要因で起こります．

　食欲低下によって，食事摂取量が減少して，低栄養状態に陥ると，低栄養の悪循環が生じます．

低栄養の悪循環

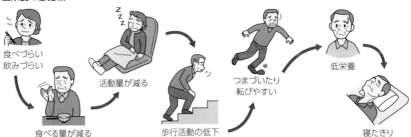

食べづらい
飲みづらい　　　活動量が減る　　　　　　つまづいたり　　　　低栄養
　　　　　　　　　　　　　　　　　　　　転びやすい

食べる量が減る　　　　歩行活動の低下　　　　　　　　　　　寝たきり

食べて噛む（咀嚼）はどう行われるの

A 食べ物を取り入れ，味わって噛み砕き，唾液と舌で噛んだものを塊にまとめることを咀嚼と言います．咀嚼には，舌と歯の働き，噛むための筋力，唾液の分泌が必要です．

　加齢に伴って，咀嚼能力の低下や嚥下機能の低下があると，食事の摂取が困難になります．
　咀嚼とは，口を開け，食物を取り入れ，下顎（したあご）を動かして，上下の歯で噛み砕き，噛んだものに唾液を混ぜて塊にまとめ，嚥下および嚥下の準備を行うことです．
　高齢者では，口の開け閉めの不良，歯牙の欠損や義歯の不具合，唾液分泌の低下，噛むための筋力の低下により，咀嚼能力が低下します．

1. 食べ物を取り入れる

●口を開ける，口を閉じる動きは，唇の周囲を取り囲む筋肉である口輪筋の働きです．口輪筋は，顔面神経の支配を受けていますが，食事を口から長期間食べないでいると，口輪筋の筋力の低下が起こります．
●脳血管障害による麻痺があることから顔面神経が障害されると，唇を閉じることができなくなり，唾液が唇から流れてしまったり，食べたものを取りこぼしてしまったりします．

2. 食べ物を味わって噛む

●食べ物を味わって噛むには，舌と歯の働き，噛むための筋肉の働きが必要です．
●舌には，味覚を感じる感覚器の働きと，食べ物を唾液と混ぜ奥に運ぶ働きがあります．
●歯は，食べ物を切る，刻む，すりつぶす，唾液と混ぜて固形物をドロドロの状態にする機能があります．歯が欠損したり，義歯に不具合があったりすると歯の機能が十分に果たせなくなります．
●噛むために必要な筋肉は，咀嚼筋です．下顎骨についている咬筋は，下顎を動かして，咀嚼運動を行います．

3. 食べ物を口の中でまとめる

●唾液は，唾液腺から分泌され，食べ物に水分を加え，形を変えて軟らかくし，嚥下を補助する役割があります．
●加齢に伴い，唾液腺の萎縮によって唾液の分泌が低下します．慢性的に唾液分泌量が不足した状態をドライマウスと言います．唾液分泌量の不足は，摂食・嚥下機能や全身状態に支障を来す状態になります．

噛むために必要な筋肉

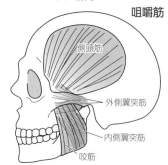

咀嚼筋

側頭筋
外側翼突筋
内側翼突筋
咬筋

食塊形成に関係する器官

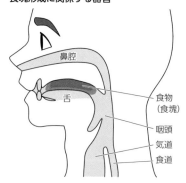

鼻腔
舌
食物（食塊）
咽頭
気道
食道

●高齢者や脳血管障害による障害がある人では，自分の意思とは無関係に，唾液が口腔の外に流れ出てしまう流涎という状態が見られることもあります．流涎によって，唾液が口腔外に出てしまうのでドライマウスになる可能性があります．

●起床時や睡眠中に唾液分泌量が低下し，口腔内が乾燥し，唾液による自浄作用が低下して食物残渣（食物の残りかす）などが付着して口臭を発生することがあります．

ケアのポイント

●食べ物の取り入れに問題がある場合，食べやすいように用具の工夫（薄くて平らな形状のスプーンを使うなど）をしたり，食べる量を工夫（一度に食べる量を少なめにするなど）したりします．

●食べ物を噛むことに問題がある場合，口のまわりを動かし筋肉をほぐす運動（パタカラ運動），舌の運動（舌を前後に動かす，左右に動かす，上下に動かす），アイスマッサージが効果的とされています（30頁参照）．

●流涎があることで，他者との関わりに苦手意識を持ち，外出を嫌がったり，他者との関わりを避けたりすることにつながります．

●食事の前に唾液分泌を促す唾液腺マッサージや水分摂取を促す工夫が必要です．水分摂取量の目安は，1日1,000～1,500 mLです．

COLUMN

食事補助具

　握力が弱くなったり，麻痺があったりして，腕や手を十分に動かすことができないために，食べ物の取り入れに問題がある場合，市販されている食事補助具を利用することができます．さまざまな症状，身体の機能に合わせて選べます．

　スプーンには，薄くて平らな形状のもの，持ちやすいように首と柄が曲げられるもの，握りやすいように柄が太いもの，ホルダー付きのものなど，いろいろな種類が市販されています．

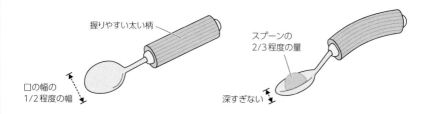

握りやすい太い柄

スプーンの
2/3程度の量

口の幅の
1/2程度の幅

深すぎない

　握りやすいよう柄が太く，先は横幅が口の幅の半分程度，くぼみが深すぎないものの利用が勧められます．

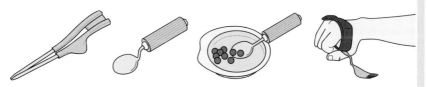

　食器も滑り止め付きのものや，内側が垂直になっていてスプーンですくいやすいもの，持ちやすいように工夫されたものなど，いろいろな製品があります．

Q 食べ物を飲み込む（嚥下）には何が必要なの

A 食べる・飲み込む運動を，摂食・嚥下と言います．摂食・嚥下は，先行期（認知期）→
準備期を経て，口腔期，咽頭期，食道期から成ります．

前項までに述べてきた，食べ物を認識し，口に入れ，歯で噛み砕き，舌と唾液で塊にして，飲み込むという一連の行動は，摂食・嚥下の5分類として5段階にまとめられています．5段階とは，先行期と準備期を経て，口腔期→咽頭期→食道期に至るプロセスです．この段階のどこかに障害があると，食べる・飲み込むことがうまくいかなくなります．

1. 摂食のプロセス

1) 先行期（認知期）
● 視覚，嗅覚，聴覚などで目の前の食物を認識

し，摂食に必要な準備を整える段階です．
● 食事の時もぼーっとしている，居眠りしている，食べ物に無反応（食べ物を見ても口を開かない，唇にスプーンが触れないと開かない）などは，食物の認知障害を示しています．
● 認知症があると先行期に障害が生じます．

2) 準備期（咀嚼期）
● 口の中に食べ物を取り入れ，口の中で，舌の動きや唾液により飲み込みやすい形（食塊）にまとめる段階です．
● 歯が十分になかったり，顔面麻痺があったりすると準備期に障害が生じます．

嚥下の5段階

摂食のプロセス

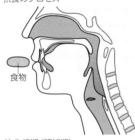

1) 先行期（認知期）
食物を認識し，食事する準備を整える

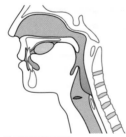

2) 準備期（咀嚼期）
食物を口の中に入れ，舌や唾液，歯で飲み込みやすい形にする

嚥下のプロセス

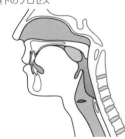

3) 口腔期（嚥下第1期）
舌を動かして，食物を咽頭へ送り込む

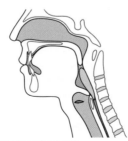

4) 咽頭期（嚥下第2期）
喉頭蓋が下がり，食物が食道に送り込まれる

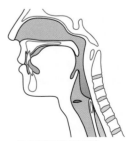

5) 食道期（嚥下第3期）
食道の蠕動運動で食物が胃に運ばれる

●口の中に取り込めない，食べ物が口からこぼれる，よだれが多いなどは，口への取り込みの障害を示しています．

2. 嚥下のプロセス

1) 口腔期（嚥下第1期）

●食塊を舌の運動により咽頭へ送り込む段階です．

●舌や頬の筋肉，口の周りの筋肉に障害があると食塊をうまく咽頭へと送り込めなくなります．

●固形物が食べにくい，歯に欠損がある，入れ歯が合っていない，舌の動きや下顎の動きが悪いなどは，咀嚼と食塊形成の障害を示しています．

2) 咽頭期（嚥下第2期）

●食物を咽頭から食道へ運ぶ段階です．

●嚥下反射により行われる運動で，反射神経，反射運動の障害や蠕動運動（筋肉がうごめく運動）の障害があると咽頭の上部から下部へ食塊をうまく送り込めなくなります．

●下顎が噛みしめられない，口の中に食物残留がある，上を向いて飲み込むなどは，咽頭への送り込みの障害を，食べるとむせる，食後に咳が出る，喉に残留感があるなどは，咽頭通過・食道への送り込みの障害を示しています．

3) 食道期（嚥下第3期）

●蠕動運動により食塊が下咽頭から食道に運ばれる段階です．

●食道の括約筋の障害があると食塊が胃へと通過しにくくなります．また，反射運動，反射神経の障害があると食塊が胃から逆流するのをうまく防ぐことができなくなります．

●胸につかえる，飲み込んだ物が喉に逆流してくる，流動食しか入らないなどは，食道通過の障害を示しています．

●食道下部の括約筋のゆるみや食道の動きが悪くなると，胃液や胃の内容物が食道を逆流して，逆流性食道炎を生じます．

┌ ケアのポイント ─

●嚥下のプロセスのどこかに障害があることで，適切な嚥下動作が行われなくなった状態が，嚥下障害です．嚥下に際して，誤って食べ物や飲物が食道でなく，気管に入ってしまうことを誤嚥と言います．誤嚥によって窒息や肺炎（誤嚥性肺炎）を起こす可能性があり，命に関わる危険性があります．

●高齢者は全身機能の衰えに伴って，嚥下機能も低下し，嚥下障害を起こしやすくなります．誤嚥を起こさない，食事姿勢やとろみ食，口腔ケアなど日頃からの配慮が必要です．

●食事姿勢は，顎を引き，やや前屈みになり，飲み込みをスムーズにすることが基本です．顎を引くのは，食事が口腔から咽頭に移送されるのを自然に促すためです．足底を床につけ，椅子に深く座ることで，下半身を安定させ，飲み込みをスムーズに行うことを助けます．

●ベッドや車椅子で，座位ができない高齢者の場合でも，顎を引いているか確認します．顎が引けない場合には，枕などで調整します．

介助時の注意点

●液体状の食物を摂取するときは，片栗粉，寒天，添加剤などを用いて，とろみをつけると誤嚥しにくくなります．

食事姿勢

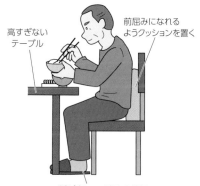

前屈みになれるようクッションを置く

高すぎないテーブル

踵が床につく高さの椅子

●食事介助に使用するスプーンは，小さく，薄く，平たいスプーンが適しています．
●口腔内の分泌物に含まれる細菌が気道に吸引されると肺炎を生じることがあるため，口腔ケアを十分に行い，口腔内の清潔を保つことが大切です．
●誤嚥しやすい高齢者の場合には，食事中の様子や，生活の中での観察が重要です．食事中のむせや咳，嗄声(させい)(声のかすれ)がないか観察します．

窒息への対応

●喉に食物を詰まらせた場合，すぐに人を呼びます．応急処置としては，咳をさせる，口腔内に指を入れて掻き出す，吸引する，叩打する，ハイムリックを行うなどがあります．

●食物が喉に詰まり，喉を押さえる仕草をチョークサインと呼び，すぐに救急車を呼ぶなど緊急対応が必要になります．
●脳血管障害や神経疾患がある高齢者では，嚥下障害により窒息が起こる危険性があります．窒息では，「ヒュー」という呼吸音，呼吸困難，顔面紅潮，チアノーゼが現れます．

チョークサイン

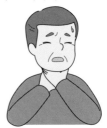

叩打法

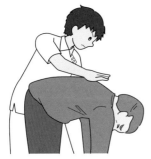

窒息者の背後から，手のひらの基部
(手の付け根に近い部分)で，肩甲骨
の中間あたりを力強く4～5回叩く

ハイムリック法

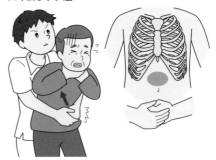

窒息者の背後から，腕を後ろから抱えるように回し，片
手で握り拳を作り，みぞおちのやや下方に当てる．その
上をもう一方の手で握り，腹部を突き上げるように圧迫
し，胸の中の圧をあげて，気道から吐き出させる

A 　食物を食べるには，噛むための筋力，食塊にまとめて飲み込むための舌の運動，唾液の分泌，嚥下反射などが必要です．パタカラ運動，舌の運動，アイスマッサージ，唾液腺マッサージなどの食事前の運動を行うことで，摂食困難や誤嚥を予防することができます．

　食べ，噛み，食塊にまとめ，飲み込むには筋力や，唾液の働き，嚥下に関係する神経の働きが必要です．これらの働きが十分に発揮できるようにする，食事前の運動があります．

1. パタカラ運動

●口の周りには，唇を動かす口輪筋があり，意識的に動かさないでいると，加齢とともに衰えてくると言われています．

●食べるための筋力が低下しないように，口のまわりを動かし，筋肉をほぐす運動によって，唾液が分泌され，食べ物などを飲み込みやすくなります．

●口を動かす運動にはパタカラ運動があります．パ・タ・カ・ラと口を開く運動で，口の周りの筋肉がほぐれ，口を動かしやすくなります．

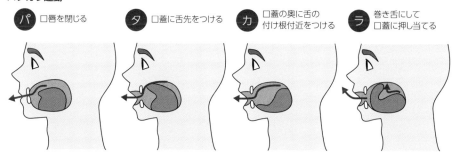

口の周りの筋肉

眼輪筋：瞳の動作
大頬骨筋：口角の引き上げ
頬筋：頬の引き締め
オトガイ筋：顎の引き締め
口輪筋：唇の動作
顎舌骨筋：舌と口腔底の持ち上げ

パタカラ運動

| パ 口唇を閉じる | タ 口蓋に舌先をつける | カ 口蓋の奥に舌の付け根付近をつける | ラ 巻き舌にして口蓋に押し当てる |

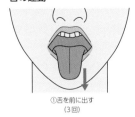

①舌を前に出す
（3回）

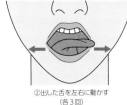

②出した舌を左右に動かす
（各3回）

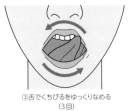

③舌でくちびるをゆっくりなめる
（3回）

2. 舌の運動

●舌を前後や，左右，上下に動かす運動で，唾液分泌が促進されます．その唾液を飲み込むことが嚥下訓練につながります．

3. アイスマッサージ

●凍った綿棒に少量の水を付け，口蓋弓や奥舌，咽頭後壁などを綿棒で刺激し，嚥下反射を誘発する方法です．

●自分でアイスマッサージができない，あるいは意識や感覚の働きが悪い，嚥下する頻度が少ない場合でも，アイスマッサージをすることで顎の筋力低下を予防する効果があるとされています．

アイスマッサージ

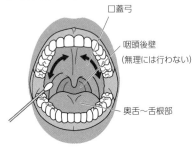

口蓋弓

咽頭後壁
（無理には行わない）

奥舌～舌根部

4. 唾液腺マッサージ

●耳下腺や顎下腺，舌下腺をマッサージして，唾液分泌を促す運動です．

唾液腺マッサージ

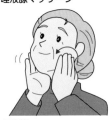

耳下腺
両耳の横を円を描くようにマッサージする

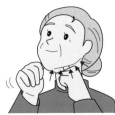

顎下腺
顎の骨の内側の軟らかい部分を耳の下から顎の下まで押す

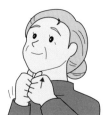

舌下腺
顎の真下から舌を突き上げるように押す

口腔ケアってどのように行うの

口中の汚れを取ることは，清潔を保つだけでなく，摂食・咀嚼・嚥下の機能維持につながる重要なケアです．汚れやすい部分と高齢者に合った用品を使用することが大切です．義歯の取扱い，ドライマウスのケアも大切です．

1. 口腔ケアの目的

●口腔ケアは，口の中の汚れを各種のブラシなどを用いて取り除き，口腔内の清潔を保つためのケアです．口腔ケアは，清潔を保つだけでなく，口腔内の機能の刺激や唾液分泌の促進などをもたらすため，摂食・咀嚼・嚥下の機能維持につながる重要なケアです．

●口腔内の汚れには，歯垢，歯石があります．

●歯垢は，食後にできる食べかすで，細菌の栄養源となります．口腔内の細菌は，身体にさまざまな病気を引き起こします．口腔ケアの不足が引き起こす疾患として，肺炎，心臓病などがあげられています．

●歯石は，歯垢が唾液中のカルシウムやリンと反応して石灰化したもので，歯垢が歯石になってしまうと，日頃の歯磨きだけでは取り除くことはできず，歯科衛生士に歯石除去をしてもらうか，歯科医に歯のクリーニングを受ける必要があります．

2. 口腔ケア用品

●口腔ケアの基本は，口の中の汚れを取ることです．特に汚れやすい部分は，唇と歯茎の間，歯間，歯の表面，口蓋，舌で，これらの部位に適したケア用品，高齢者に合った用品を使用することが大切です．

・歯ブラシ：歯を磨く
・歯間ブラシ：歯と歯の間を磨く
・デンタルフロス：歯の側面の汚れをこそぎ取る
・舌ブラシ：舌の汚れ（舌苔）を取る

・スポンジブラシ，口腔内ガーゼ：上顎や頬の内側などの粘膜の汚れを取る
・義歯ブラシ：入れ歯の汚れを取る専用歯ブラシ
・保湿剤：口腔内の乾燥を和らげる

3. 義歯の取扱い

●食事をした後は，義歯を外して，流水下で歯ブラシや義歯専用のブラシを使って義歯の内側（歯肉と接する側）と外側（歯が付いている側）の両方を磨き，汚れを洗い流します．

●外した義歯は乾燥しないように清潔な水や義歯洗浄剤の入った専用容器に入れて保管します．義歯は熱に弱く，71℃以上になると変形してしまうため煮沸消毒は避けます．

●部分床義歯の場合は，クラスプ（義歯の金属部分），鉤歯（クラスプがかかる歯）が，汚れが残りやすいので，ていねいに清掃します．

●就寝時は，唾液の分泌が少なくなり，自浄作用が低下して口腔内細菌が増殖すること，歯肉の安静や口内炎予防のために，就寝時は，原則的に義歯は外して休むよう勧めます．

4. ドライマウス

●高齢者では，ストレスや薬剤の影響，噛む力の低下などが原因で唾液の分泌量が減るため，口の中が乾燥することが多く，舌表面への食物残渣の付着，口唇の乾燥により，咀嚼，嚥下，発音などの障害や口臭の原因となります．

●病気による唾液腺の萎縮，抗パーキンソン薬や向精神薬などによる唾液分泌の抑制，糖尿病や脱水症など代謝疾患の影響，顔面・舌咽神経

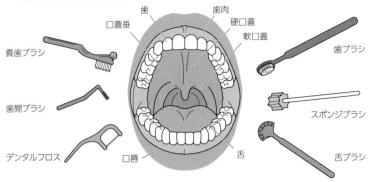

口腔ケアに用いる主な道具

義歯ブラシ

歯間ブラシ

デンタルフロス

口蓋垂

歯

歯肉

硬口蓋

軟口蓋

口唇

舌

歯ブラシ

スポンジブラシ

舌ブラシ

の障害などの病気も考えられる場合，早めに医師や歯科医師に相談する必要があります．

●口腔ケアの際に，口唇・口腔内の乾燥状態，歯牙・歯肉・舌の状態，義歯の咬み合わせ状態，口腔内の出血の有無，口臭の有無などの観察を行い，ドライマウスを早期発見することが大切です．

●食事はよく噛んで食べることで唾液腺を刺激し，唾液の分泌を促すことが予防につながります．

●唾液分泌は自律神経によってコントロールされているので，規則正しい生活で自律神経のバランスを保つことが予防につながります．

●こまめに水分を取り，口中の潤いを保ちます．保湿用の洗口剤の使用も効果的です．

●唾液腺マッサージによって唾液分泌を促します（30頁参照）．

●ドライマウスが見られたときのケア：①指にガーゼを巻き，洗浄液で湿らせ，頬の内側に沿って痰を拭きとる，②固くて取れない痰はオリーブ油で湿らせてしばらく放置して取る，③歯についた痰は軟らかい歯ブラシでブラッシングする．

ケアのポイント

●介助者は，利用者を緊張させないよう，事前に口の中を清掃することを説明し，急に口の中に手を入れたりしない．

●認知症のある利用者の場合，記憶や思考・判断力などの機能低下のため，慣れた生活環境を維持し，常に声をかけて安心感を与えながら，安全な口腔ケアを行う必要があります．

●介助者は，利用者が下顎を引き気味にした姿勢を保てるよう介助します．

●全義歯で歯がない人や経管栄養で経口摂取をしていない人でも，細菌の繁殖を防止することや唾液の分泌を促進するために，口腔ケアをすることが重要です．

●口の中に歯ブラシなどの異物が入ることに敏感になり，口を閉ざしたり，食いしばったりすることがあります．これを口腔過敏と言います．長期間，経口摂取や口腔ケアをしていなかった人，認知症の人に生じますが，口腔ケアをしなくてよいということではありません．利用者に合った対応を考え，口腔ケアを行う必要があります．口腔過敏には，口腔内に触れて，慣れてもらう脱感作療法が有効とされ，口腔内を触られることに慣れると，爽快感を覚えてもらえるようになります．

食べ物・飲み物の消化・吸収はどう行われるの

A 胃に運ばれた食物は，胃で撹拌（かくはん）されてドロドロの状態で十二指腸に送られます．小腸で，消化と栄養吸収と水分吸収が行われ，大腸で残りの水分が吸収され，便が形成され，直腸を経て，肛門から排泄されます．

摂食（せっしょく）・咀嚼（そしゃく）・嚥下（えんげ）を経て，胃に運ばれた食物は，小腸（十二指腸（じゅうにしちょう）・空腸（くうちょう）・回腸（かいちょう）），大腸（盲腸（もうちょう），結腸（けっちょう），直腸（ちょくちょう））で消化・吸収され，肛門から排泄されます．

消化とは，食物を蠕動運動（ぜんどううんどう）や撹拌などの器械的消化と消化酵素による化学的消化によって，分解することです．

吸収とは，消化された栄養素や水分を，胃や小腸の粘膜から取り入れ，血液またはリンパ液に送ることを言います．

1. 胃の働き・加齢変化

●胃は，摂取した食物を一時的に蓄え，胃液とかきまぜ（撹拌），ドロドロの状態にして蠕動運動によって十二指腸に送り出します．加齢に伴い，胃の弾力性が低下するため，1回の食事量が少なくなります．また，蠕動運動の低下により，小腸への移送に時間がかかるようになります．

●胃液は胃腺（いせん）から分泌され，強い酸性で外からきた細菌を殺す働きと，消化酵素であるペプシンでタンパク質を分解する働きがあります．加齢に伴って，胃粘膜が萎縮（いしゅく）することで胃液分泌が低下し，病気への抵抗力が低下します．また，鉄やビタミンの吸収能力が低下します．

2. 小腸の働き・加齢変化

●小腸は，胃から送られてきた消化物に，肝臓（かんぞう）からの胆汁（たんじゅう），膵臓（すいぞう）からの膵液（すいえき）を混ぜ合わせ，消化をさらに進めます．

●小腸内壁にある絨毛（じゅうもう）（毛のように細く短い小さな突起）は，蠕動運動（ぜんどううんどう）を繰り返しながら，内容物の消化をさらに進め，栄養吸収と水分吸収を行っていきます．加齢による影響は少ないとされますが，消化液の分泌能力が低下することで，消化・吸収が悪くなります．

消化

胃では，歯で噛み砕かれた食塊がさらに細かく消化される

口腔，胃，十二指腸，小腸などから分泌される消化液の働きで食べ物は分解され吸収されやすい形になる

吸収

胃で分解された栄養分は，主に小腸で吸収される

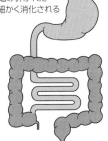

排泄

小腸で吸収されなかった食物は大腸の腸内細菌がさらに分解し，残りかすが便として排泄される

小腸と大腸

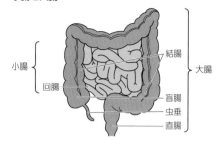

肝臓・胆管・胆嚢・膵臓・十二指腸の位置関係

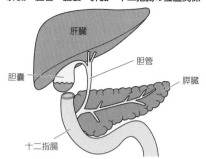

●吸収された糖質やタンパク質，ミネラル，水溶性ビタミンなどの栄養分は，小腸の毛細血管に吸収され，門脈から肝臓を経て，静脈に流れ，心臓から全身に送られます．脂質と脂溶性ビタミンは，リンパ管から胸管を通して，静脈に流れ，心臓から全身に送られます．

3. 大腸の働き・加齢変化

●大腸は，栄養分を吸収した後の食物の残りかすから水分を吸収し，便を形成し，蠕動運動によって直腸に送り，排便が行われます．

●排便のプロセスについては，次項を参照してください．

4. 消化腺の働き

●消化腺とは，消化管に付随し，消化液を分泌する腺で，唾液腺，肝臓・胆嚢，膵臓などがあります．

1) 肝臓・胆嚢

●肝臓は，身体の化学工場と呼ばれ，胆汁を生成し，栄養分（糖・脂質，タンパク質）を生成・貯蔵・代謝し，中毒性物質の解毒や排泄を行い，さらに造血など多くの働きをする臓器です．肝臓は，加齢による変化は少ないとされますが，生活習慣により受けたダメージで肝臓の修復機能が衰えていきます．

●胆嚢は，肝臓の下にあり胆管で肝臓とつながっていて，胆汁を貯蔵・濃縮し，必要に応じて十二指腸に分泌します．

2) 膵臓

●膵臓は，膵液を生成・分泌する外分泌腺であるとともに，ホルモンを分泌する内分泌腺です．膵臓は，加齢による変化は低下しないとされています．

●外分泌腺としての膵臓から分泌される膵液は，膵管を通り，総胆管からの胆汁と合流して，十二指腸乳頭に分泌されます．膵液には，糖質・脂質・タンパク質を消化する酵素が含まれています．

●内分泌腺としての膵臓にあるランゲルハンス島から，インスリン（血糖値を下げる）とグルカゴン（血糖値を上げる）が分泌されます．

┌─**ケアのポイント**─────────────

●加齢に伴い消化液の分泌機能と消化管の運動機能の低下や歯の欠損による咀嚼力の低下などから消化・吸収の障害が生じる可能性があるので，軟らかく消化のよい食品を選択することや調理方法に工夫することが必要です．しかし，消化のよい食品にこだわると糖質食品に偏ったり，食物繊維が不足したり，タンパク質の摂取量が不足したりするので，栄養バランスに注意する必要があります．

●食生活が不規則になると，栄養の消化・吸収・代謝に影響を与えるため，規則正しい食生活ができているか確認します．

バランスのよい食事

　栄養バランスのとれた食事内容は，①主食，主菜，副菜を基本に食事のバランスをとる，②ご飯などの穀類をしっかりとる，③野菜・果物，牛乳・乳製品，豆類，魚なども組み合わせる，④食塩は控えめに，脂肪は質と量を考えることが，「食生活指針」（2005年，厚生労働省・農林水産省）で示されています。

　「食生活指針」は，望ましい食生活についての政府からのメッセージですが，この指針を具体的な行動に結びつけるものが「食事バランスガイド」です。食事の望ましい組み合わせと，おおよその量がイラストで示されており，1日に「何を」「どれだけ」食べたらよいかを考える際の参考になります。

食事バランスガイド

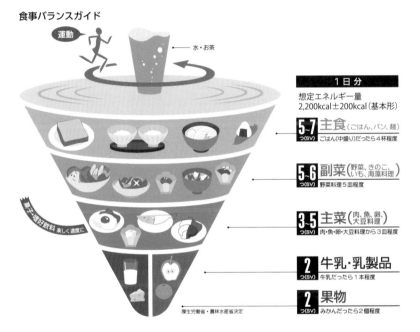

農林水産省：「食事バランスガイド」について．https://www.maff.go.jp/j/balance_guide/index.html（2023年3月27日検索）

栄養素の吸収はどう行われるの

A 食物の中の栄養分は，消化酵素によって分解され，小腸で消化・吸収され，全身に運ばれます．

食物には，①炭水化物（デンプンなど）・タンパク質・脂質・アミノ酸などの有機物，②食塩，ミネラル，鉄などの無機物，③体内で合成することができない微量の有機物であるビタミンが含まれます．

1. 消化液と消化酵素

●唾液腺や膵臓から分泌される消化酵素アミラーゼ（別名：ジアスターゼ）は，炭水化物（デンプン）の糖質をマルトース（麦芽糖）に分解します．

●小腸から分泌される消化酵素マルターゼは，麦芽糖をブドウ糖（単糖類）に分解します．

●胃や膵臓，小腸から分泌される消化酵素プロテアーゼ（ペプシン，トリプシン，キモトリプシンなど）は，タンパク質を分解します．

●膵臓や小腸から分泌される消化酵素リパーゼは，脂肪を分解します．

2. 栄養素の吸収

●ほとんどすべての栄養素は，小腸粘膜の吸収細胞から吸収されます．

●小腸粘膜上皮に吸収された栄養素のうち，ブ

各臓器における消化・吸収の働き

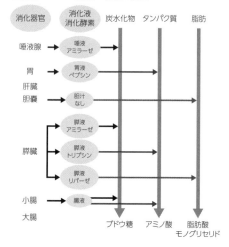

ドウ糖，アミノ酸，ミネラル（無機質），水溶性ビタミンなどの水に溶けやすい成分は毛細血管から門脈を経て肝臓に運ばれ，静脈を通って全身に運ばれます．

●脂質はリンパ管に運ばれ，胸管を経て大動脈に入り全身に運ばれます．

●胃ではアルコールだけが吸収され，水分の吸収は主に小腸で行われます．

ケアのポイント

●健康的に生きるために必要な栄養素がとれない状態を低栄養と言います．

●消化液の分泌量の低下，腸蠕動運動の低下，味覚の低下などから，食事量が低下し，あっさりした食べ物を好むようになり，食事内容に偏りが見られるようになって，タンパク質やエネルギーが不足し，低栄養が生じます．

●低栄養を予防するためには，食事に関係するさまざまな状況を確認する必要があります．

●1か月で5％以上の体重の減少は，低栄養を疑う症状であるので，定期的な体重測定と食事内容などを総合的に観察していく必要があります．

Q 栄養補給が十分でない，口から食物をとれない場合，どうすればいいの

A 　栄養補給の方法には，経腸栄養，静脈栄養があります．口からの摂取が可能か，消化管が機能しているかなどに応じて，方法が選択されます．経腸栄養には経口栄養法と経管栄養法が，静脈栄養には末梢静脈栄養と中心静脈栄養があります．

1. 経腸栄養

● 消化管の消化・吸収機能が働いている場合，生理的な投与経路である経腸栄養が第1選択となります．

● 経腸栄養は，糖質，タンパク質，脂質，電解質，ビタミンおよび微量元素などを含む栄養剤を，腸を通して取り入れる方法で，栄養素を口から補給する経口栄養法と，チューブを用いて腸に投与する経管栄養法があります．

1) 経口栄養法

● 口からの摂取ができ，なおかつ消化管の機能が働いている場合の経腸栄養法で，通常の経口摂取同様に経腸栄養剤を口から摂取する方法です．

● 経口摂取ができるが，食事摂取量が少なく，低栄養が危惧される場合に選択されます．

2) 経管栄養法

● 口からの摂取ができなくて，消化管機能が働いている場合，経管栄養法が実施されます．

● 経管栄養法には，鼻からチューブを胃あるいは十二指腸，空腸まで挿入する経鼻法（けいびほう）と，腹部に小さな穴（瘻孔）（ろうこう）を作りそこからチューブを通して栄養剤を投与する経瘻孔法（けいろうこうほう）（胃瘻（いろう），腸瘻（ちょうろう）など）があります．

● 通常，短期間の場合は経鼻法，長期（4週間以上を目安）にわたると予想される場合は経瘻孔法が選択されます．経鼻法，経瘻孔法の詳細は，39頁と40頁を参照してください．

● 経管栄養法は，身体の消化・吸収機能を用いる生理的な栄養補給方法ですが，悪心（おしん）・嘔吐（おうと），下痢（げり）などの消化器症状が出ることがあることや，口腔内が不潔になりやすいこと，経鼻法での咽頭部（いんとうぶ）の不快感など副作用もあります．

〈管理とケアのポイント〉

● 39頁参照．

2. 静脈栄養

● 静脈栄養（じょうみゃくえいよう）は，消化管が機能していない場合に選択される方法で，栄養の補給を静脈を経由して行う方法です．

● 静脈栄養には，腕などの末梢静脈（まっしょうじょうみゃく）から栄養液を投与する末梢静脈栄養と，心臓に近い太い血管である中心静脈（ちゅうしんじょうみゃく）から高濃度の栄養液を投与する中心静脈栄養があります．

● 末梢静脈栄養は，食事ができない期間が1週間〜10日までの場合に適用され，1週間以上の長期間にわたると予想される場合は中心静脈栄養が実施されます．

1) 末梢静脈栄養

● 末梢静脈栄養のメリット：①手術なしで，カテーテル装着ができる，②特別な手技なしで，

経腸栄養の投与経路

・経口栄養法

・経管栄養法 ── 経鼻法 ── 経鼻胃管法

経鼻十二指腸・空腸法

経瘻孔法 ── 食道瘻，胃瘻，経胃空腸瘻，空腸瘻

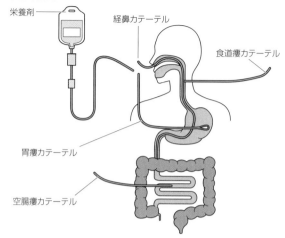

経管栄養法

栄養剤

経鼻カテーテル

食道瘻カテーテル

胃瘻カテーテル

空腸瘻カテーテル

簡便に行える，③合併症や感染症のリスクが低い．

●末梢静脈栄養のデメリット：①投与できるエネルギー量が少ない（1日1,000 kcal），②静脈に炎症が起こるリスクがある，③栄養剤注入時に血管痛を伴うことがある．

2）中心静脈栄養

●中心静脈栄養は，通常，糖質，アミノ酸，脂質，電解質，微量元素およびビタミンの1日必要量が含まれ，24時間かけて投与します．

●中心静脈栄養の投与ルートとなる中心静脈カテーテルの挿入は，医師によって清潔操作下に行われます．

●中心静脈栄養のメリット：①投与できるエネルギー量が多い（1日2,500 kcal程度まで），②末梢静脈栄養よりも長期間実施できる．

●中心静脈栄養のデメリット：①感染防止のためカテーテルの清潔管理に注意を要する，②高濃度・高エネルギーの栄養を注入するため，高血糖あるいは低血糖に注意を要する，③医療処置が必要なため，対応していない施設もある．

〈管理とケアのポイント〉

●静脈栄養法は，感染症や合併症に注意が必要で，徴候を早期に見つけることが重要です．

●末梢静脈栄養では，血管痛が起こることがあ

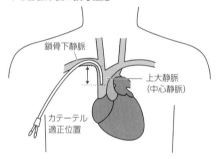

中心静脈栄養の投与経路

鎖骨下静脈

上大静脈
（中心静脈）

カテーテル
適正位置

るので，注入時・注入中・注入後に血管痛の有無を聞きます．

●中心静脈栄養では，高血糖あるいは低血糖に注意します．

●在宅中心静脈栄養を行う場合には，家族や利用者が医療的なケアを実施する必要があります．日常生活に必要となるケアについて医師や看護師から指導を受けているので，介護職は，指導内容が理解できているか確認する必要があります．

●静脈栄養を行っている利用者に口腔ケアを行うことは必須です．細菌の増えた唾液を誤嚥して肺炎を起こさないように，口の清潔を保つ必要があります．

Q 経鼻経管栄養はどう行われるの，ケアのポイントは何？

A 経鼻経管栄養は，導入しやすい反面，消化器症状や，皮膚トラブルが起きるリスクがあるので，注意深い管理が必要です．研修を受けた職員等は，栄養剤の注入を行うことができます．

1. 経鼻経管栄養の特徴

●経鼻経管栄養は，①栄養管理が短期間である，②嚥下障害がある，③消化管機能に問題がない場合に実施されます．

●経鼻経管栄養のメリット：①手術を要さず，チューブの挿入が容易であるなど導入しやすい，②栄養が安定的に補給できる，③消化管機能の保持ができる，④在宅で始められる，⑤静脈栄養より生理的で，身体への負荷が少ない．

●経鼻経管栄養のデメリット：①チューブを肺に誤って挿入してしまうことがある，②鼻やチューブの固定部分にかぶれなどの皮膚トラブルを起こすリスクがある，③1〜4週間おきにチューブの装着や交換が必要で不快感や苦痛を伴う，④チューブの挿入されている鼻から胃までにかけて異物感や違和感がある，⑤認知症患者は，チューブを自分で抜いてしまうことがある．

2. 管理とケアのポイント

●栄養剤の注入の際，①チューブが口内でとぐろを巻いていないか，②苦しそうな様子で呼吸していないか，チューブが胃に正しく挿入されているかその都度確認します．

●注入後30分〜1時間は，逆流や嘔吐を防ぐため，上体を45度起こしておきます．

●入浴やシャワー浴は，経鼻チューブを挿入した状態で特別な保護なしで可能ですが，入浴後は，水気をしっかり拭き取って，乾燥させます．

経鼻経管栄養

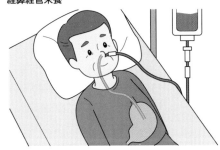

●本人が誤って経鼻チューブを抜いてしまう「自己抜去」が起きないように注意します．特に認知症のある利用者の場合，鼻の不快感から自己抜去をしてしまうことがあるので注意します．

●経鼻チューブの挿入部とテープ固定部に，腫れや発赤，痛み，熱感，滲出液などの皮膚トラブルが起きていないかを日々確認し，皮膚トラブルがある場合は，医師や看護師に相談します．

●下痢や嘔吐，腹部膨満感，悪心などの消化器症状が起こる原因には，栄養剤の濃度や温度，注入の速度などがあるので，注入の際は医師の指示を正しく守ります．医師の方法に従っていても消化器症状がある場合は，医師に報告します．

●経管栄養で口からの食事をまったくしていない場合も，口腔内にネバネバがないか，口臭はないか観察し，口腔ケアを行う必要があります．

胃瘻栄養や腸瘻栄養はどう行われるの，ケアのポイントは何？

頸部や腹部に小さな穴（瘻孔）を作りそこからカテーテルを挿入し，栄養補給する方法です．頸部に穴を開け食道に入れる方法を頸部食道瘻，腹部に穴を開け胃に入れる方法を胃瘻，腸に入れる方法を腸瘻といいます．管理とケアのポイントは瘻孔周囲の清潔とスキンケア，そして，口腔ケアです．

1. 胃瘻

1) 胃瘻の特徴

● 胃瘻カテーテルは，体外固定板，胃内固定板，カテーテルからなります．体外固定板にはバンパーとバルーンの2種類が，胃内固定板にはボタンとチューブの2種類があり，胃瘻カテーテルは計4種類となります．

● 胃瘻のメリット：①経鼻チューブのデメリットである違和感や不快感，カテーテルの抜けや自己抜去が少ない，②誤嚥や肺炎のリスクを軽減できる，③瘻孔とカテーテルの接続部分は衣服で隠されるので，目立たない，④運動やリハビリを行いやすい，⑤特別な処置なしで入浴できる．

● 胃瘻のデメリット：①胃瘻を造設する手術が必要になる，②口腔内を清潔に保つ口腔ケアをしなければならない，③胃瘻カテーテルのメンテナンスを定期的に行う必要がある，④感染症や汎発性腹膜炎，胃食道逆流などのリスクがある．

2) 管理とケアのポイント

● 栄養剤の注入後，①息切れや冷汗・脂汗がないか，②顔色の変化はないか，③腹痛や嘔気・嘔吐がないか確認します．

● 注入後30分〜1時間は，逆流や嘔吐を防ぐため，上体を45度起こしておきます．

● 瘻孔周囲の皮膚の清潔を保ちます．普段の手入れは水道水で清拭または洗浄します．

● 胃瘻カテーテルが露出した状態で入浴やシャワー浴は可能です．お湯が胃内に入ることはないので，ビニールやポリウレタンフィルムで覆う必要はありません．入浴後は，乾いたタオルで胃瘻周囲の水分を拭き自然乾燥させます．

● 胃瘻で口からの食事をまったくしていない場合も，口腔内にネバネバがないか，口臭はないか観察し，口腔ケアを行う必要があります．

2. 腸瘻

1) 腸瘻の特徴

● 腸瘻造設は，経口摂取できない人で，胃が切除されているなどの理由で胃瘻造設ができない人が対象になります．

● 胃瘻造設をしたものの嘔吐や誤嚥が続いたり，流動食が漏れてしまったりする場合などに，胃瘻から腸瘻に切り替える場合もあります．

● 腸瘻のメリット：①誤嚥や肺炎のリスクを軽減できる，②胃瘻より栄養剤が逆流するリスク

胃瘻栄養

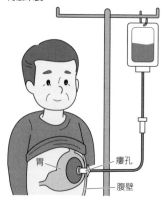
胃／瘻孔／腹壁

胃瘻・腸瘻カテーテルの種類

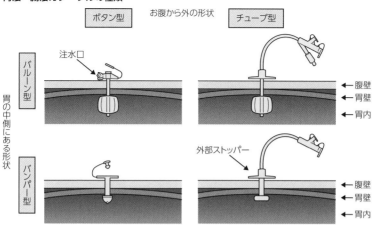

が少ない，③栄養を腸で直接吸収するため，生理的な方法である，③経鼻チューブのデメリットであるチューブの抜けが少なく，自己抜去が少ない，④瘻孔とカテーテルの接続部分は衣服で隠されるので，目立たない，⑥不快感や苦痛があまりない．

●腸瘻のデメリット：①腸瘻を造設する手術が必要になる，②自宅で交換・挿入できるカテーテルはないため，カテーテル交換のために通院が必要になる，②口腔内を清潔に保つ口腔ケアをしなければならない，③胃瘻カテーテルよりもカテーテルが細くて詰まりやすい，④胃瘻よりも栄養剤の注入速度を遅くしなければならない．速度が速いと下痢やダンピング症候群（食べ物が直接腸に流れ込むために起こる，めまい，動悸，発汗，頭痛などの症状群）に似た症状や，血糖値の急変動を引き起こす恐れがある．

2) 管理とケアのポイント

●「胃瘻の管理とケアのポイント」参照．

腸瘻カテーテル

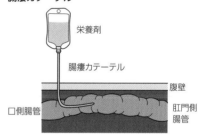

胃瘻と腸瘻の違い

	胃瘻	腸瘻
栄養剤の逆流	腸瘻より起きやすい	胃瘻より少ない
カテーテル交換	自宅で可能な物もある	受診が必要
食事の注入	可能	不可
下痢や血糖値の変動	腸瘻より少ない	胃瘻より起きやすい

便の排泄はどう行われるの，排便に問題があるときのケアのポイントは何

A 高齢者では，蠕動運動（ぜんどううんどう）の低下や排便に関係する筋力の低下，水分不足などで便秘傾向にあります．便失禁や下痢は，皮膚が弱くなっている高齢者では，皮膚トラブルが生じやすくなり，便からの水分喪失で脱水も起こりやすくなります．脱水，皮膚トラブルへの対応が重要です．

食べ物は，小腸での栄養素や水分の吸収を経て，大腸で残りの水分が吸収され，便が形成され，蠕動運動によって直腸に送られ，排便されます．

1. 排便のメカニズム

●便が直腸に入り，ある程度たまると，直腸への刺激が脳に伝わって便意が生じます．便意を感じると同時に，副交感神経（ふくこうかんしんけい）はその情報を仙髄にある排便中枢（はいべんちゅうすう）に送り，排便反射が起きます．排便反射で直腸が収縮し，内・外肛門括約筋が弛緩（しかん）して，便を排出します．

●直腸に送られた便が漏れないのは，交感神経（こうかんしんけい）優位で，直腸を弛緩させ，内・外肛門括約筋を収縮（しゅうしゅく）させていることによります．

●通常，食事をして排泄されるまで24〜72時間かかります．

便が形成されるまでの流れ

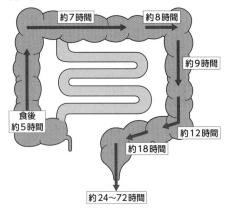

2. 排便の異常

1）便秘

●便秘とは，排便が順調に行われず，排便回数が少なくなり，排便に苦痛を伴う状態を言います．

●加齢による蠕動運動（ぜんどううんどう）の低下，腹筋・横隔膜筋などの排便に関係する筋力の低下，水分不足などにより便秘傾向が生じます．

●便秘には，大腸の運動機能や排便反射の異常による機能性便秘と，大腸の病気により大腸そのものが狭くなり，便が通過しにくい状態になる器質性便秘があります．機能性便秘は，弛緩

機能性便秘の種類

弛緩性便秘（しかんせいべんぴ）	大腸の蠕動運動が低下し，便が長時間排出できず，水分が吸収され，便が硬くなった状態
痙攣性便秘（けいれんせいべんぴ）	大腸が痙攣（けいれん）を起こし狭くなることで，便が通過できない状態
直腸性便秘（ちょくちょうせいべんぴ）	直腸に便はあるけれども，腹筋が弱く腹圧（ふくあつ）をかけられないことや，排便反射が弱く便意を催さない状態

便失禁の種類

漏出性便失禁（ろうしゅつせいべんしっきん）	内肛門括約筋の障害により，便意がなく，気づかない状態で便が漏れる状態
切迫性便失禁（せっぱくせいべんしっきん）	便意を我慢する外肛門括約筋の障害で，便意はあるが，我慢できず便が漏れる状態
機能性便失禁（きのうせいべんしっきん）	認知機能または運動機能の障害により，排泄動作が困難になる状態

性便秘, 痙攣性便秘, 直腸性便秘に分類されます.

2) 便失禁

● 便失禁とは, 自分の意思に反して肛門から便が漏れる状態を言います. 多くは, 肛門括約筋（こうもんかつやくきん）の障害から生じます.

● 便失禁は, 漏出性便失禁, 切迫性便失禁, 機能性便失禁に分類されます.

3) 下痢

● 便に水分を多く含む状態が下痢です. 下痢は, 急性下痢と慢性下痢に分類され, 急性下痢は, 一時的なものや食中毒などによるものです. 慢性下痢は下痢が4週間以上続くもので, 原因には消化管の病気や全身性疾患があります.

● 下痢便はアルカリ性で, 消化液, 腸内細菌など皮膚を弱める物質が含まれているため, 肛門周囲に皮膚トラブル (発赤や湿疹, びらん) が生じやすくなります.

● 激しい下痢により便からの水分の喪失が増えると, 脱水を起こしやすくなるので, 注意が必要です.

ケアのポイント

1) 排便しやすい環境整備

● 便意は15分程度我慢すると感じなくなってしまうことから, 利用者が「トイレに行きたい」という訴えを我慢させてしまうことのないように支援することが必要です.

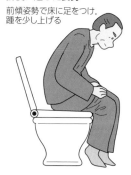

排便に適した姿勢

前傾姿勢で床に足をつけ, 踵を少し上げる

● プライバシーが保護されたトイレで座位をとることが, 快適な排便環境と言えます.

2) 便の観察

● 便の性状：便の硬さを段階的に分類したスケール (ブリストル便形状スケール) を用いて, 記録することで観察内容を共有できます.

● 便の量, 排便回数：1回100〜200 g, 1日1〜3回もしくは1〜3日に1回程度が正常とされています.

● 便の色：通常は黄褐色（おうかっしょく）から赤褐色（せきかっしょく）でこれは胆汁に含まれるビリルビンによるものです. 白っぽい便は, ビリルビン含有の減少を示し, 肝臓の働きが悪くなったり, 胆管が詰まったりしたことで起こります. 赤い便は, 肛門から近い位置での出血, 黒い便は, 肛門から遠い位置での出血を示します.

ブリストル便形状スケール

◀ 非常に遅い　約100時間　　　　消化器官の通過期間　　　　非常に早い　約10時間 ▶

1	2	3	4	5	6	7
コロコロ便	硬い便	やや硬い便	普通便	やや軟らかい便	泥状便	水様便
硬くコロコロの便（ウサギの糞のような便）	短く固まった硬い便	水分が少なく, ひび割れている便	適度な軟らかさの便	水分が多く, やや軟らかい便	形のない泥のような便	水のような便

3) 便秘予防

●食事内容の検討：食物繊維を多く含む食事摂取を勧めます．食物繊維は腸を刺激し，蠕動運動を亢進させます．

●水分摂取：水分摂取を勧めます．水分摂取は，便を軟らかくします．

●運動促進：適度に身体を動かすよう勧めます．運動は，腸の蠕動を促します．

●便意を我慢しないよう促します．便意を感じ

たら，トイレに行ける環境を作り，排便に適した姿勢を介助します．

●腸の運動を促すために，「の」の字で腹を刺激したり，便が溜まりやすいS状結腸を押したりする腹部マッサージも有効です．

●便秘予防をしても自然排便が難しい場合は，便を軟らかくする緩下剤や腸の働きを活発にする大腸刺激薬が医師から処方されるので，服薬が正しくされているか確認します．

食物繊維の多い食事

豆類	芋類
キノコ類	果物
野菜	海藻
穀物	

「の」の字マッサージ

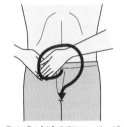
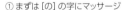
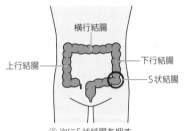

① まずは [の] の字にマッサージ　② 次にS状結腸を押す

4) 下痢への対応

●脱水予防：水分摂取を勧めます．冷たいと腸に刺激を与えるので，常温での摂取が望ましいとされています．

●皮膚の観察・保護：下痢によって，肛門周囲の皮膚に発赤やびらんなどが生じていないかを観察します．おむつを使用している場合，できるだけ便が皮膚に付着した状態にならないようにします．排便のたびに陰部・殿部を弱酸性の

石けんで洗浄し，清潔で吸収性のよいおむつに交換します．また，撥水性クリームで皮膚を保護する場合もあります．便失禁への対応も同様です．

●急性の下痢が集団で起きた場合，食中毒や他の感染症を疑う必要があるので，排泄物の処理や，標準予防策など感染予防に対応したケアを実施します．

Q 尿の排泄はどう行われるの，排尿に問題のあるときのケアのポイントは何

A 高齢者では，腎機能の低下，膀胱容量の減少などから頻尿が起きやすくなります．また，尿失禁，排尿困難，尿閉も起きやすくなります．利用者の尊厳を保持した排泄介助が求められます．また，排泄援助の福祉用具の知識を持つことも重要です．

1. 排尿のメカニズム

●腎動脈の先の血管は毛細血管になり，糸球体につながります．糸球体では，血液中の白血球・赤血球・血小板やタンパク質以外の成分が濾過されて，尿の元となる原尿になります．

●原尿は，身体に必要な成分がまだ含まれた状態なので，尿細管で必要成分が再吸収され，排泄される尿となります．

●尿は，尿管を経て膀胱に貯められます．通常，膀胱内に250 mL以上貯まり，膀胱内の圧力が上がると尿意を感じ，膀胱壁が伸びる刺激や尿道の刺激が脊髄神経を通じて脳に伝わり，排尿反射が起き，膀胱が収縮し，同時に尿道・

外尿道括約筋が弛緩して，排尿が行われます．

●加齢により，腎臓の濾過機能の低下，尿細管の形態変化，血管の動脈硬化による血液供給の減少など腎機能の低下が生じます．

2. 排尿の異常

1) 頻尿

●排尿回数が増加した状態を頻尿と言います．昼間の排尿回数が8回以上を昼間頻尿，夜間2回以上を夜間頻尿と呼びます．

●尿の濃縮力の低下，膀胱の萎縮による膀胱容量の減少，膀胱の弾力性の低下を原因として，高齢者では頻尿になりやすくなります．

泌尿器系の構造

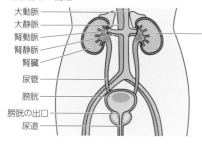
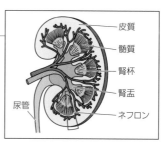

大動脈
大静脈
腎動脈
腎静脈
腎臓
尿管
膀胱
膀胱の出口
尿道

皮質
髄質
腎杯
腎盂
尿管
ネフロン

蓄尿と排尿のしくみ

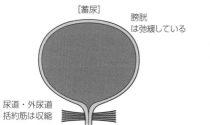
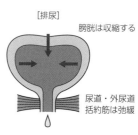

[蓄尿]　膀胱は弛緩している

尿道・外尿道括約筋は収縮

[排尿]　膀胱は収縮する

尿道・外尿道括約筋は弛緩

2) 尿失禁

●自分の意思に関係なく尿が漏れてしまうことを尿失禁と言います.

●尿失禁には，腹圧性尿失禁，切迫性尿失禁，溢流性尿失禁，反射性尿失禁，機能性尿失禁があります（114頁参照）.

3) 過活動膀胱

●膀胱が過敏になって，尿が十分に貯まっていなくても，自分の意思とは関係なく膀胱が収縮し，尿意切迫感，昼間頻尿，夜間頻尿，切迫性尿失禁などが生じるものを過活動膀胱と言います（114頁参照.）

4) 排尿困難・尿閉

●尿意を感じ，排尿しようとしても排尿できない状態を排尿困難と言います.

●膀胱に貯まった尿を排出できない状態が尿閉です.

●原因には，前立腺肥大（116頁参照），糖尿病や骨盤内手術末梢神経障害，服用している薬剤の副作用（鎮痙鎮痛薬，抗ヒスタミン薬，感冒薬，向精神薬，抗パーキンソン薬など）などがあります.

┌─ ケアのポイント ──────

1) 排尿の観察

●日頃から，排尿回数，尿の量，尿の性状などを観察します.

●排尿のパターンを知り，その高齢者に合った誘導を行うなどの工夫も重要です.

●排尿日記の記録も有用とされています（116頁参照）.

2) ケアのポイント

●失禁があるため，おむつなどを使用している場合は，こまめに交換します. 介護職は，尊厳を保持しながら，排泄介助を行うことが重要です.

●便器・便座・ポータブルトイレ・装着式集尿器・尿パッド・失禁対応パンツ・紙おむつパンツ型など多くの種類の福祉用具があるので，高齢者に合った福祉用具の知識を持つことが必要です.

●尿失禁がある場合，失禁のタイプを知り，失禁体操や骨盤底筋訓練などの治療法が指示されていれば，それが実施されているか確認します.

●排尿困難や尿閉に気づいたら，速やかに医療職に報告します.

失禁体操

①あおむけになり，両ひざを立てて，肩幅程度足を開く. そのまま尿道・膣・肛門を締めたりゆるめたりする.

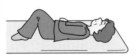

②続けて締めたまま3秒間ほど静止した後，ゆっくりゆるめる. これを2〜3回繰り返す.

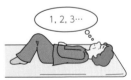

1, 2, 3…

ひじ・ひざをついた姿勢やテーブルに手を付いたり，座った姿勢でもできる.

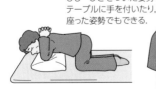
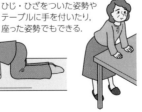
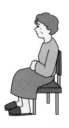

Q 人工肛門・人工膀胱を付けている高齢者のケアは，どう進めればいいの

A 人工肛門・人工膀胱の管理は，排泄物の処理とストーマ装具の交換が主体となります．介護職は，研修を受けた上で，一定の条件下で実施することができるようになっているため，ストーマやストーマ装具の各種製品についての理解が求められます．

1. ストーマの種類

●人工肛門は，直腸がんの切除術や腸閉塞を起こしたときなどに，腸の一部をお腹の壁を通して外に出して，肛門に代わって便の出口としたものです．小腸（回腸）に作るものをイレオストミー，結腸に作るものをコロストミーと言います．

●人工膀胱は，膀胱がんや膀胱周囲のがんの浸潤などで尿を排出できないときに腎臓・尿管・膀胱などの尿路を変更するもので，ウロストミーと言います．

●ストーマを造設すると，括約筋や膀胱を通さずに便や尿を排泄することになるため，便意や尿意を感じなくなってしまい，自分の意思と関係なく排泄されてしまいます．そのため，ストーマ装具をお腹に貼って，便や尿を受け止める必要があります．

2. ストーマ装具の種類

●ストーマ装具は，皮膚保護材という直接皮膚に貼り付く板（面板）と，便や尿を受け止める袋（パウチ）で作られています．面板とパウチが一体になっているワンピース（単品系）装具と，面板とパウチが分かれているツーピース（二品系）装具などいろいろな種類があります．

●パウチには排泄物やストーマが見える透明タイプと，排泄物やストーマが見えない不透明タイプ（ベージュ・グレー）があります．

●ストーマ装具は，製品による違いがありますが，一般的に週2～3回交換します．装具の交換までは同じパウチを何日か貼っておき，パウチに排泄物が貯まった都度，トイレで出します．

大腸がん切除によるストーマ造設

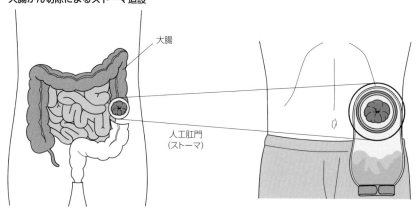

大腸

人工肛門
（ストーマ）

ストーマの種類

ワンピース（1品型装具）パウチと面板が一体化しているもの

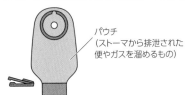

パウチ
（ストーマから排泄された
便やガスを溜めるもの）

ツーピース（2品型装具）パウチと面板がわかれているもの

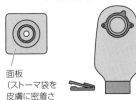

面板
（ストーマ袋を
皮膚に密着さ
せるもの）

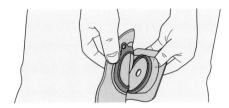

ケアのポイント

● ストーマ装具の管理は，排泄物の処理とストーマ装具の交換が主体であり，利用者が手技を理解しているか，自分で行えているか確認します．

ストーマパウチの排泄物廃棄

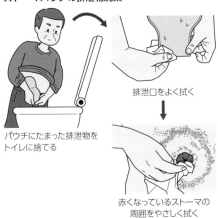

パウチにたまった排泄物を
トイレに捨てる

排泄口をよく拭く

↓

赤くなっているストーマの
周囲をやさしく拭く

● ストーマ周囲の皮膚は，粘着材による刺激，排泄物・腸液による刺激，粘着絆の貼り付け・剥離による刺激などによって，皮膚が脆弱になり，ただれやすいので，皮膚トラブルがないか観察します．皮膚トラブルが生じた場合，ストーマ造設術を受けた医療機関や近隣のストーマ外来に早期に相談するよう勧めます．

● 厚生労働省通知（2011年）で，パウチの排泄物廃棄（肌に接着したパウチの取り替えを除く）は，介護職による実施が認められています．パウチにはいくつかのタイプがあるので，製品の特徴を理解しておく必要があります．

● 排泄物廃棄が終了したら，排泄物の性状，量などを観察し，指定の記録用紙に実施内容・監察内容を記録します．

高齢者の清潔で気をつけるポイントは何，なぜそうするの

A 　皮膚の清潔を保つことは，身体の正常な機能の維持，疾患の悪化防止，感染症の防止，安楽な生活の維持につながります．皮膚の清潔を保持するには，利用者の状態に合わせた方法で，入浴，シャワー浴，部分浴，清拭，洗髪などを行います．

1. 高齢者の皮膚

●加齢に伴い表皮や真皮の正常な細胞の量や皮膚の構造も変化するので，皮膚機能が低下します．

●高齢者の皮膚は，皮膚角質層（ひ　ふ　かくしつそう）に含まれる水分量の低下から，乾燥しやすく，ドライスキンが生じやすくなります．ドライスキンによって，細菌や雑菌が侵入しやすくなり，湿疹や皮膚炎を起こしやすくなります．

●空気が乾燥する冬場には，皮膚の乾燥が強くなり，それとともに全身のかゆみが強くなります．

●高齢者に多く見られる皮膚疾患や皮膚トラブルは，「介護に役立つ病気の知識 皮膚」(95頁)を参照してください．

2. 皮膚の清潔

●皮膚の清潔を保持するには，利用者の状態に合わせた方法で，入浴，シャワー浴，部分浴，清拭，洗髪を行います．

●入浴には，①皮膚を清潔にするとともに感染を予防する，②皮膚の毛細血管や皮下の血管が拡張し，血行をよくする，③水圧を受けることにより，血液循環が促進され，心臓の働きを活発にする，④身体の重さを1/9程度にし，重さから開放する，⑤副交感神経が優位になり，リラクゼーション効果を引き出すという効果があります．

正常な皮膚とドライスキンのバリア機能

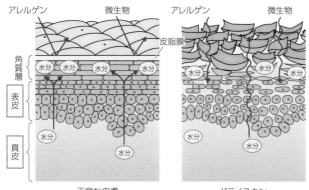

正常な皮膚　　　　　　ドライスキン

皮膚の汚れのしくみ

外部からつく汚れ	ほこり，土，ちり，化粧品，細菌，食品
身体から出る汚れ（頭皮を含む）	汗，皮脂，垢
体内から排出されたものが付着する汚れ	尿，便など(排出したと同時に身体から離れることが必須)

皮膚の汚れが洗い流される過程

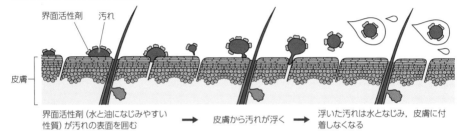

界面活性剤　汚れ

皮膚

界面活性剤（水と油になじみやすい　　➡　　皮膚から汚れが浮く　　➡　　浮いた汚れは水となじみ，皮膚に付
性質）が汚れの表面を囲む　　　　　　　　　　　　　　　　　　　　　　着しなくなる

ケアのポイント

入浴時のケア

●食後は食事性の低血圧を起こす可能性もあるので，食直後や空腹時，深夜は入浴しないようにします．

●湯の温度が高くなると皮脂膜（ひしまく）を取ってしまい，角質細胞間（かくしつさいぼう）の脂質や天然保湿因子も溶け出しやすくなるため，お湯の温度は中温（37〜41℃）にします．

●洗浄剤の主成分である界面活性剤（かいめんかっせいざい）は，皮膚の汚れを浮かして除去するため，強くこすらないようにします．刺激の少ない弱酸性の石けんで泡を立てて，泡で洗うようにします．

●タオルで強くこすると表皮が損傷するので，タオルで強くこすらないようにし，ボディブラシやナイロンタオルの使用は避けます．

●皮膚がたるみ，皮膚面が密着している足の指の間，鼠径部（そけいぶ），乳房の下などは，皮脂の分泌が多く汚れやすいため，しわをよく伸ばしてていねいに洗浄します．

●入浴後は，すぐに水分を拭き取ります．こすらずに，押さえるように拭きます．

●拭いた後は乾燥するため，皮膚に潤いが残っているうちに保湿剤を塗布します．

保湿剤の効果的な塗り方

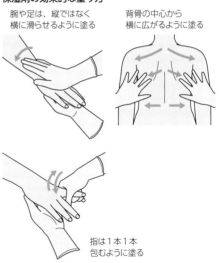

腕や足は，縦ではなく横に滑らせるように塗る

背骨の中心から横に広がるように塗る

指は1本1本包むように塗る

高齢者が安全に入浴できる環境はどんなもの，入浴事故防止のポイントは何

A 　高齢者の入浴には，冬場のヒートショックや溺水，転倒などの危険が伴うため，これらの予防が重要です．

1. ヒートショック・脱水の予防

●脱水症やヒートショックは，転倒や溺水の原因となるため，予防が重要です．

●入浴中の脱水症は主に発汗による水分喪失で起こります．脱水症が起こると，めまいや立ちくらみ，ひどいときには意識障害や痙攣なども起きるので，入浴前後には，喉が渇いていなくても水分補給をするようにします．

●ヒートショックとは，急激な温度差により血管が縮み，血圧が上昇して，心臓に負担をかけ，失神や心筋梗塞，脳梗塞などを起こすことです．

●ヒートショックを予防するためには，居室と浴室，脱衣室と浴室の急激な温度差をなくすため，脱衣室や浴室に暖房設備を置く，浴室であれば事前にシャワーで暖めておくとよいとされています．温度差は25℃程度，浴槽内の湯の温度は40℃がよいとされています．

2. 転倒の防止

●浴室は滑りやすく，また，浴室の出入口は段差がある場合が多く，筋力やバランス機能などが低下している高齢者では，転倒してしまう可能性があるため，脱衣室や浴室の環境を確認し，安全な環境を整えることが大切です．

●浴室の出入口や浴室内に縦手すりを設置し，浴室への出入り，浴槽へのまたぎ動作，浴槽内での立ち座りの際の補助のため，環境を整えます．手すりの設置は，介護保険の対象となります．また，浴槽内や浴室に滑り止めマットを敷いて足元を安定させます．

●入浴時，石けんの泡で床や手すりなどが滑り

安全な入浴環境

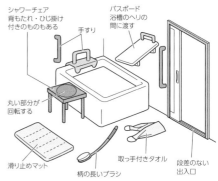

やすくなるので，泡がついていないか，よく確認します．さらに汚れによるヌメリを軽減させるため，浴室を掃除しておきます．

●髪や身体を洗う際には，座面の高い（40 cm程度）腰掛けやシャワーチェアを使います．座面が低いと立ち座りが困難になります．

●柄の長いブラシや取っ手付きのタオルを使うと，安全に背中を洗いやすくなります．

●入浴後，入浴前と健康状態に変化がないか確認します．入浴中や入浴後は血圧の変動でふらつく可能性があるので，椅子などを用意し，転倒に注意して，着替えをします．

3. 入浴事故時の対応

●利用者が，浴槽でぐったりしている・溺れているなどの異変を発見した場合，浴槽の栓を抜き，大声で助けを呼び，人を集めます．

●利用者を浴槽から出せるようであれば浴槽内から救出し，直ちに救急車を要請します．出せない場合は，風呂蓋に上半身を乗せるなどして沈まないようにします．

Q 整容のポイントは何，なぜそうするの

A 　介護職が提供する身体整容には，洗顔，歯磨き，爪切り，髭剃り，整髪など身だしなみを整えることが含まれます．整容は，健康的な生活の基本であり，社会生活の維持，生活の中の楽しみに欠かせないものです．

1. 洗顔

●加齢に伴い，皮脂の分泌が低下し，皮脂膜が薄くなり，皮膚表面の水分が失われやすくなることから，ドライスキンになり，かゆみが生じやすくなります．また，弾力性の衰えからしわができやすい状態から，汚れが残りやすくなります．また，皮膚表面の水分や弾力性の低下から，皮膚が傷つきやすい状態になります．

〈ケアのポイント〉

●弱酸性や低刺激性の石けんを泡立てて，泡を乗せるようにして洗顔します．加齢に伴う皮膚の状態を踏まえ，どこに汚れがつきやすいか確認し，しわが重なった部分，皮脂が貯まる小鼻や耳のうしろに特に注意します．

●目やにが見られたら，目頭から目尻へと向かって拭き取ります．これは，筋肉の走行に沿った拭き方で，目やにで涙腺を詰まらせない，感染予防のための拭き方となります．

2. 歯磨き

●歯は，加齢とともにすり減りもろくなります．さらにエナメル質の産生が減少することで，歯の表面に食物の残りかす（食物残渣）が付きやすくなります．食物残渣が細菌繁殖の温床になり，細菌の塊となったものが歯垢（プラーク）で，放っておくと虫歯や歯周病，感染症，誤嚥性肺炎を引き起こすので，食物残渣の残りやすいところに注意して，歯磨きでしっかりと取り除く必要があります．

●経口で食事ができない利用者でも，口腔内の乾燥から細菌が増えやすい状態であるので，口腔ケアが必要です．

ブクブクうがい

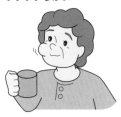

歯ブラシの持ち方

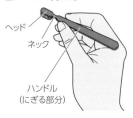

ヘッド

ネック

ハンドル
（にぎる部分）

洗顔

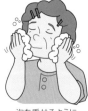

泡を乗せるように
やさしく洗う

目の拭き方

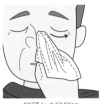

目頭から目尻に
向かって拭く

〈ケアのポイント〉

●口腔内の汚れやすい部分に注意して歯磨きをします。歯間が接している面，奥歯の後面，臼歯部がかみ合う面，前歯の裏面，歯と歯肉の境目などに注意します。麻痺がある場合，麻痺側は全体に汚れが残りやすいので，注意します。

●歯磨きをする前に「ブクブクうがい」で口腔内の汚れを取っておきます。

●歯磨きなどの口腔ケアの方法は，31頁を参照してください。

3. 爪切り

●爪は，①指先を外力から守る，②指を支える，③手足の動きを支える働きをしています。

●加齢に伴い，爪はもろくなったり，厚くなったり，巻き爪が生じたりします。巻き爪は，足の親指に多く見られ，原因は，加齢以外に，足に合わない靴の長期間の使用や，誤った爪切りがあります。

●不適切な爪切りで，爪の辺縁が周囲の皮膚に食い込んだ爪を陥入爪と言います。

●爪の異常には，白癬菌が爪の下の皮膚に感染した爪白癬や，鉄欠乏性貧血で見られるスプーン爪（スプーンのようにくぼみ，上向きになっ

た爪），呼吸器疾患や心疾患で見られるばち状爪（指先が丸く大きく腫れて，中央部が丸みを帯び，指の先端を包み込むように伸び，ばち様になった爪）があります。

●爪そのものに異常がない，爪の周囲の皮膚に化膿や炎症がない，糖尿病などの疾患に伴う専門的な管理が必要でない状態の場合，介護職による爪切りは可能となっています。

巻き爪・陥入爪

巻き爪　　　　陥入爪
　　　　　　（かんにゅうそう）

爪白癬

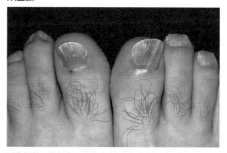

画像提供：岩澤うつぎ先生（東京都立広尾病院）

スプーン爪・ばち状爪

160°　正常な指
スプーンのように反り上がる　スプーン爪
180°以上　ばち指

爪の切り方

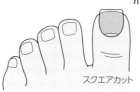 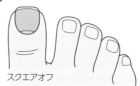

スクエアカット　　　スクエアオフ

介護の基本　清潔・整容　　53

〈ケアのポイント〉

●爪は，身体の健康状態を表す部位であるので，爪切りの際は，爪の色，長さ，亀裂，爪の変形など爪の状態を観察します．

●爪白癬や肥厚した爪，巻き爪，陥入爪がある場合，状態を観察し，医療機関に連絡します．

●爪の厚さ，形などに異常があったり，爪周囲の皮膚に発赤，腫れ，痛みがあったりした場合は，医療機関に爪切りを依頼します．

●不適切な足指の爪切りによって，足の指に力が入らないなど歩行状態を悪化させてしまうので，慎重な爪切りが求められます．

〈爪切りの実施〉

●入浴後や手浴後に爪が柔らかい状態なら，爪切りがしやすくなります．

●爪と皮膚の状態をよく観察してから，皮膚を傷つけないようにして爪を切ります．

●一度に爪を切ると縦に割れやすくなるので，爪の湾曲に合わせて少しずつ切ります．

●足の指爪を切る際は，爪の先端の白い部分を1〜2mm程度残してスクエアカットにし，次に接地している足趾の先端の形に合わせて角をわずかに切り落としスクエアオフにします．

●手の指爪を切る際は，利用者と同じ目線に位置するように隣の位置がよいとされています．利用者に対面する位置では，死角が多くなり，深爪や皮膚を傷つけるリスクがあるからです．

●爪を切った後は，必要であれば，やすりをかけて，切断面の凹凸をなくしておきます．爪が衣服や寝具に引っかかったり，皮膚を傷つけたりしないためです．

4. 耳の清潔

●耳介部や耳の内側のひだの部分は，ほこりや垢がたまりやすい部位です．また，外耳道には，耳垢（じこう）がたまります．

●外耳道にあるアポクリン腺などから作られる耳垢は，外耳道の自浄作用で，外へ押し出されますが，加齢によって自浄作用が低下すると，耳垢がたまりやすくなります．耳垢が外耳道に栓をしたようにたまってしまった状態を耳垢栓塞（じこうせん そく）と言います（92頁参照）．

●耳垢栓塞の除去を除く，耳垢の除去は，介護職に認められています．

5. 髭剃り/メイク・整髪

●髭剃りやメイク，整髪は，その人の尊厳の保持，社会生活の維持，清潔の保持に必要なものです．

●要介護状態に合わせて自力でできる部分は自力でしてもらい，自立した生活を支援することが重要です．

〈ケアのポイント〉

●髭剃りは，顔を傷つけてしまわないよう，安全性の高い電気シェーバーを用います．髭剃り前に，ローションを塗り，滑りをよくしておきます．髭剃り後は，肌が乾燥しないように化粧水や乳液で保湿します．

●女性の場合は，顔のうぶ毛剃りだけでなくメイクもする場合もあるので，化粧水や乳液で肌を整えた後，利用者の希望に添ったメイクをします．

●整髪の際は，痛みを感じさせないように，目の粗いくしやブラシで毛先からゆっくりとかしていきます．寝ぐせや髪の絡まりがある場合は，お湯を含ませたタオルを当てたり，ヘアスプレーやヘアミストなどでほぐしたりしてとかしていきます．抜け毛を気にする利用者も多いので，できるだけていねいに扱うことが大切です．

睡眠不足を訴える高齢者にできることは何，なぜそうするの

A 睡眠を妨げる身体的・精神的要因や環境的要因がないか，利用者本人や家族と話し合い，睡眠不足の原因を考えます．原因がはっきりすれば，それに応じた方法を提案します．改善が見られない場合は，看護師・医師に報告し，睡眠薬が適用されれば，その対応を考えます．

眠気を生じるには，①日中の活動による身体的・精神的疲労，②生物時計による生理的な睡眠・覚醒の生体リズム，③疾患による免疫反応が要因となります．眠気を誘うこの因子への援助を考えましょう．さらに，睡眠が継続できる環境を整えることが重要です．

1. 日中の活動

●心地のよい疲労は睡眠をもたらします．日中は，他者との交流や，散歩や軽い体操などの活動を取り入れてもらいます．日中の活動量を増やすことで，昼夜逆転を防ぐこともできます．

●昼寝は，夜間の睡眠に影響するため，夕方以降の昼寝はやめ，15時以前の20〜30分程度の昼寝にとどめてもらいます．

2. 生体リズム

●睡眠不足の解消には，生活リズムを整えることが不可欠です．

●朝の光は，生体リズムのズレを修正します．朝はカーテンを開け太陽の光を浴び，日中は自然光に当たる場所で過ごせるようにします．夜は，就寝前には明るさを抑えます．

●規則正しい食事，規則正しい睡眠は，生体リズムを整えます．

高齢者の睡眠の特徴

1	寝つきが悪い（入眠障害）
2	熟眠感がない（熟眠障害）
3	何度も目が覚める（中途覚醒）
4	朝早く目が覚める（早朝覚醒）
5	睡眠が浅い
6	夜の睡眠時間が短い
7	夜中の覚醒時間が長い
8	昼寝をする

3. 免疫反応

●ウイルス感染や痛みを伴う疾患は，睡眠障害を招きます．疾患の治療に対応する介護を進めます．

4. 環境の調整

●寝具の硬さや掛け物の重さ，枕の高さなどを利用者の好みや習慣，身体状態に合わせて調整します．

●室温や湿度に配慮します．夏季は室温25〜28℃・湿度65％，冬期は室温16〜20℃・湿度60％程度が望ましいとされています．

●就寝前の足浴や下肢のマッサージは，リラックス効果を促します．

睡眠薬にはどんな種類と特徴があるの，服薬中の注意は何

 睡眠薬は，作用時間で4つのタイプに分類されており，作用時間の短い睡眠薬の使用が推奨されています．作用時間の長い睡眠薬には，ふらつき，認知機能低下などの副作用があるため，注意が必要です．

　不眠症治療に用いられる睡眠薬は，作用時間から超短時間作用型，短時間作用型，中間時間作用型，長時間作用型に分けられます．作用時間は，超短時間型は2〜4時間，短時間型は6〜10時間，中間時間型は12〜24時間，長時間型は24時間以上です．

1. 超短時間作用型，短時間作用型の睡眠薬

●超短時間作用型，短時間作用型の睡眠薬は，入眠障害（寝つきが悪い）という不眠症のタイプに有効とされ，翌朝に作用が残りにくい特徴があります．

●超短時間型には，マイスリー，アモバン，ルネスタ，ハルシオンがあり，短時間型には，レンドルミン，リスミー，エバミール，デパスがあります．

2. 中間時間作用型，長時間作用型の睡眠薬

●中間時間作用型，長時間作用型の睡眠薬は，中途覚醒（夜中に何度も目が覚めて，その後眠りにくい），早朝覚醒（朝早く目が覚める），熟眠障害（ぐっすり眠ったという感覚が得られない，眠りが浅い）という不眠のタイプに有効とされます．作用時間が長いため，高齢者では薬の代謝機能が低下していることが多く，睡眠薬が効きすぎて翌朝まで作用が持続する場合があり，このタイプの睡眠薬の使用には，注意が必要です．

●中間型には，ベンザリン，ユーロジン，サイレースがあり，長時間型にはドラールがあります．

睡眠薬の副作用

- 注意力，集中力，運動機能の低下
- 眠気
- ふらつき
- 頭痛
- 倦怠感，脱力感

3. 睡眠薬服薬中の注意

●不眠となっている原因を探り，その原因に対する問題解決または緩和させることがまず重要であり，睡眠薬使用は，慎重であるべきとされています．

●睡眠薬が処方されている場合，不眠のタイプによって睡眠薬が異なるので，どのタイプの睡眠薬を服薬しているかを把握しておく必要があります．

●睡眠薬の副作用には，認知機能低下，ふらつきによる転倒・骨折，日中の眠気・倦怠感などがあります．

●高齢者は肝臓や腎臓の機能が低下していることが多く，薬剤の代謝や排泄が遅れて，薬剤の効果や副作用が強く現れることがあります．

●超短時間作用型の睡眠薬の使用が推奨されており，日本老年医学会編集の『高齢者の安全な薬物療法ガイドライン2015』（https://www.jpn-geriat-soc.or.jp/info/topics/pdf/20170808_01.pdf）では，「長時間作用型は使用するべきでない．使用する場合，必要最低量をできるだけ短期間使用に限る」とされています．

Q 高齢者の薬物療法で注意することは何，ケアのポイントは何？

A 高齢者では，薬の代謝・排泄の機能が低下していること，また複数の疾患を持っていることから，多数の薬剤を服薬していることから，副作用が現れやすくなっています．副作用の中では，立ちくらみ，ふらつきに特に注意が必要です．

1. 高齢者における薬物副作用の特徴

●薬物が体内に投与されてから排泄されるまでの過程を薬物動態と言います．薬物動態が加齢によって変化して，薬に対する感受性が増大したり，服用している薬剤数が増加したりして副作用が生じやすくなります．

1) 加齢に伴う薬物動態の変化

●消化管の機能は加齢により低下しますが，鉄やビタミン剤などを除いて，薬物の吸収への影響は少ないとされています．

●加齢に伴う細胞内水分の減少のため，水溶性薬物（水に溶けやすい薬物）の血中濃度が上昇しやすくなります．逆に細胞内の脂肪量増加のため，脂溶性薬物（水に溶けにくい薬物）は脂肪組織に蓄積しやすくなります．

●薬物の代謝は主に肝臓で行われますが，肝臓の血流や肝細胞の機能低下により薬物の代謝は加齢とともに低下します．

●加齢により腎臓の血液量が低下することによって，腎臓で排泄される薬物の排泄は減少します．そのため，薬物の血中濃度が過度に上昇することにより臓器の障害などが起こります．

●複数の薬物を服用している場合，薬物相互作用（2種類以上の薬を同時に使用している場合，お互いに影響しあって，薬効が変化すること）により薬物の代謝が影響を受け，効果が増強したり，逆に減弱したりします．

2) 多剤併用・長期服用

●高齢者は複数の慢性疾患を抱えている場合が多く，多剤を併用している状態にあります．

●多種類の薬剤を服用することは，薬物相互作用だけでなく，多剤を服用する手間，薬物の処方・調剤の誤り，飲み忘れ・飲み間違いが発生しやすくなります．

2. 高齢者に見られる副作用と服薬上の注意

●高齢者に起きやすい副作用では，ふらつき・転倒に注意が必要です．高齢者は骨も弱くなっているため，転倒による骨折をきっかけに寝たきりとなり，場合によっては寝たきりが認知症につながる可能性もあります．睡眠薬（レンドルミンやマイスリーなど），降圧薬（トラセミドODやフロセミド，カルデナリンなど）は，めまい・ふらつきを起こしやすい薬剤です．

●抗パーキンソン薬（レボドパ製剤，ドパミンアゴニスト製剤，アマンタジン，抗コリン製剤など）は，嘔気・嘔吐，立ちくらみ，幻覚・妄想，日中過眠などを生じます．

●抗血小板薬（クロピドグレルやバイアスピリンなど）や，抗凝固薬（ワーファリン）は，消化管出血や脳出血を起こすことがあります．

●降圧薬（インデラル）は，呼吸器疾患の悪化や喘息発作の誘発を起こします．

●消化性潰瘍治療薬（ファモチジンOD）や抗うつ薬（トリプタノール）は，認知機能の低下，せん妄を起こします．

●糖尿病治療薬（アマリール，インスリン製剤，メトホルミン塩酸塩，ジャディアンスなど）は，低血糖に注意が必要です．

●非ステロイド系抗炎症薬（セレコックス，ロキソプロフェンNa）は，胃潰瘍や腎機能低下に注意が必要です．

●服用している薬について，医師や薬剤師からの説明を理解しているか確認します．

●薬には，種々の色や形があり，錠剤，カプセル剤，散剤(粉薬)，糖衣錠，顆粒剤，液剤，座薬，塗り薬，吸入剤，注射剤などがあります．薬はそれぞれの用途や目的に合わせて形を変えて作られているので，薬の形によって，服用の仕方が違ってくるので，利用者が理解しているか確認します．

●錠剤やカプセル剤は必ずプラスチック包装から取り出して服用すること，カプセル剤を開けて中の薬を出したり，錠剤をつぶしたりしないよう説明します．

●薬を服用する時間帯は，食前，食間，食後，就寝前，頓服など医師や薬剤師から説明されているので，正しく理解されているかの確認も必要です．

●薬物は，飲む回数や量を守らないと期待される効果を発揮しません．逆に過剰な効果や副作用が出てしまうこともあります．処方された用法・用量が守られているか，利用者や家族に確認します．

●薬の副作用を疑うような自覚症状がないか，確認します．

●服薬への不安，副作用への心配などから，自己判断で服薬を中止すると，病気の症状が急激に悪化することがあるので，自己判断で中止しないよう伝えます．服薬に不安を感じることがあれば，必ず医師や薬剤師に相談するように伝えます．

●多剤併用や長期服用に伴う，飲み忘れ・飲み間違いに対する対応は，次項を参照してください．

薬を服用する時間帯

食前	食事前の30分以内
食後	食後30分以内
食間	食事と食事の間．前の食事からおよそ2～3時間後．食事中の服用ではない
就寝前(寝る前)	寝るおよそ30分～1時間前
頓服	痛みなどの症状が出たときに服用

薬の形

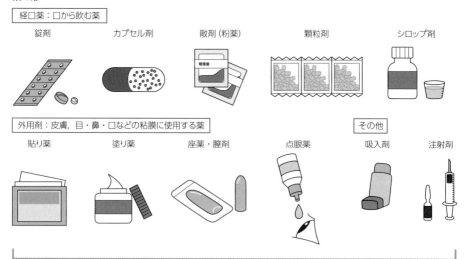

経口薬：口から飲む薬

錠剤　　カプセル剤　　散剤(粉薬)　　顆粒剤　　シロップ剤

外用剤：皮膚，目・鼻・口などの粘膜に使用する薬　　　　　その他

貼り薬　　塗り薬　　座薬・膣剤　　点眼薬　　吸入剤　　注射剤

Q 薬の困りごとにどう対処するの，ケアのポイントは何

A 薬を飲み忘れる，時間通りに飲めない，自己判断で薬を調整してしまうなどの困りごとには，まず利用者の自尊心を尊重しながら，飲み忘れに至った状況・理由や自己判断で中止した理由などをよく聞き，医療職に報告します．

1. 飲み忘れ・時間通りに飲めない

●服薬カレンダーや服薬ボックスを利用してチェックできる方法を工夫します．

●飲み忘れを防ぐための工夫の例：①利用者と話し合い，毎日の予定の中で忘れない時間を決める．②曜日ごと，服用時間ごとに仕切りのあるケースで内服薬を管理する．③服用時にチェックする表をつくる．④薬剤師に服薬時間ごとに複数の薬の一包化を依頼する．

●物忘れの程度や認知症の状態により内服薬の自己管理が困難な利用者は，家族のサポートを得ることも必要です．飲み忘れがないように，その都度説明し，飲むことを促します．

●ケアマネジャーに相談して居宅療養管理指導のサービスの利用も考えます．

2. 自己判断による中止

●慢性疾患を持っていて長期間薬物療法を続けている利用者は，自分の身体の調子に合わせて自己判断で服用を調整したり，中止したりする場合があります．

●医師から処方されている薬は決められた通りに服用しなければ，目的とする効果が得られないことを十分に説明します．

3. 薬が飲みにくい・うまく飲めない

●高齢者は嚥下障害があったり，唾液の分泌低下によって口腔内が乾燥しやすくなったりして，錠剤やカプセルが飲みにくくなり，それだけで服薬を中止してしまうことがあります．

●薬剤師に粉砕や開封が可能な錠剤・カプセル剤であるか確認し，つぶすなどの飲みやすい剤型への変更を依頼することが可能であることを伝えます．

●増粘剤やゼリー状のオブラートなどを使用します．

●服薬時は，座位や半座位の姿勢をとり，誤嚥を防止します．

●服薬前にとろみをつけた水やお茶などを少量飲むか，水などを口に含み，口腔内を湿らせておくのもよいでしょう．

●食事に混ぜることは，食事を全量摂取できなかった場合に適切な薬剤の量をとることができなくなるため，避けなければなりません．また，食事の味が変わることによって食への関心や楽しみがなくなる可能性があります．

飲み忘れ防止の工夫

いろいろな工夫
【服薬カレンダー】

飲み忘れ防止の工夫
【一包化】

Q 介護予防・フレイル予防ってどうするの

A 要介護状態になることを予防する介護予防が重要です．介護予防の中で，フレイル予防が注目されています．フレイル予防は，「栄養」「体力」「社会参加」，それに「口の健康」が，ポイントになります．

1. 介護予防

●厚生労働省は，介護予防を機能回復訓練などの高齢者本人へのアプローチだけではなく，地域づくりなどの高齢者本人を取り巻く環境へのアプローチも含めたバランスのとれたアプローチを行うとし，住民主体の通いの場を充実させ，人と人とのつながりを通じて，参加者や通いの場が継続的に拡大していくような地域づくりを推進するとしています．

●介護保険法では，介護予防・日常生活支援総合事業として定められており，市町村が中心となって，地域の実情に応じて，住民等の多様な主体が参画し，多様なサービスを充実することで，地域の支え合い体制づくりを推進し，要支援者等の方に対する効果的かつ効率的な支援等を可能とすることを目指すものとされています．

2. フレイル予防

●フレイルとは，加齢に伴って心身の活力が低下し，要介護状態となるリスクが高くなった状態です．

●フレイルの予防は，「栄養」(食べる)「体力」(動く)「社会参加」(つながる)，それに「口の健康」が，ポイントになります．

●栄養：加齢による食事量の低下に，食欲低下が加わると低栄養の状態になります．低栄養を予防するために，ごはん，パン，麺などの「主食」，肉・魚・卵・大豆製品などを使った「主菜」，野菜・きのこ・いも・海藻などを使った「副菜」をそろえたバランスのよい食事が大切です．

●体力：加齢とともに筋肉量が減って，歩行速度が低下しているような状態をサルコペニアと言います．サルコペニアになると，人との交流や会食など生活全般に影響が及びます．サルコペニアにならないためには，体力を一定以上に維持することが大切になります．体力低下は，適度な運動によって回復が可能であり，日常の活動よりやや強い負荷での活動が有効とされています．

●社会参加：フレイルや認知症のリスクを下げるには，社会とのつながりが重要です．社会とのつながりを保つためには，さまざまな社会参

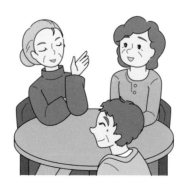

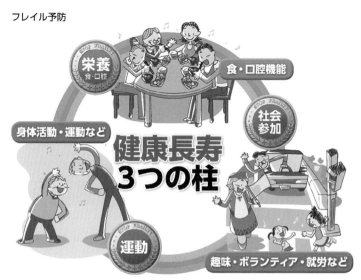

フレイル予防

東京大学高齢社会総合研究機構・飯島勝矢「フレイル予防ハンドブック」から引用

加活動，具体的には，趣味や教養，スポーツの会やボランティアといった活動があります．参加者同士の上下関係が少ない活動が効果的であると言われています．

● 口の健康：口の健康は，食べる楽しみやコミュニケーションなど，生活に直結しています．

3. サルコペニアの予防・治療

● サルコペニアは，ギリシャ語のサルコ（筋肉）とペニア（喪失）からの造語で，日本語では筋肉減弱症と訳されることもあります．

● サルコペニアは，2016年10月に国際疾病分類第10版（ICD-10）に登録され，国際的に認められた独立した疾患名となっています．

● 日本サルコペニア・フレイル学会は，「サルコペニアは高齢期に見られる骨格筋量の低下と筋力もしくは身体機能（歩行速度など）の低下により定義される」としています（サルコペニア診療ガイドライン，2017年版のCQとステートメント　http://jssf.umin.jp/jssf_guideline2017.html 2023年3月27日検索）．

● サルコペニアは，転倒，骨折，フレイルとなるリスクが高く，将来的に介護が必要になる可能性が高くなります．

サルコペニアの原因・治療・ケア

原因・治療	ケアのポイント
〈原因〉 ● 加齢 ● 活動不足 ● 疾患（代謝疾患，消耗性疾患など） ● 栄養不良 〈治療〉 ● 筋力・筋肉量の向上のための筋力トレーニング，あるいは無理なくできる運動	〈ケアのポイント〉 ● 運動や栄養バランスのよい食事を習慣化する工夫を勧める（歩数や摂取食品の記録など） ● 適切な栄養摂取：1日に（適正体重）1kg当り1.0g以上のタンパク質摂取

Q 社会参加を促すケアには何があるの

A 国際生活機能分類 (ICF) における「参加レベル」は，「心身機能・身体構造」や「活動」だけでなく介護にとって，配慮しなければいけない重要な項目です．社会参加や生涯学習は，高齢者の心の豊かさ，生きがいにつながります．

1. 社会参加の効果

●社会参加活動など「人と人とが関わり合う機会」は，高齢者の孤立や孤独を防ぐために必要なことです．さらに，社会参加活動を通じて，心の豊かさや生きがいが得られ，自身の健康につながります．

2. 社会参加の実践

●生きがいややりがいが持てる社会参加に意欲のある高齢者に社会参加の機会を用意することが必要です．介護職には，利用者のニーズをとらえた援助が求められます．

●社会参加活動には，就労や，ボランティアや町内会などの地域行事の地域社会活動，趣味活動，スポーツを通じたボランティア・社会奉仕などの活動，まちづくりや地域安全などの活動などがあげられています．

●利用者の引きこもりを防止することも重要です．利用者によっては，明確な疾患や障害がなく，対人関係や挫折感などのために，社会参加が困難になって引きこもることがあります．引きこもりには，家族支援を第一に行い，次に，家族を通して利用者の支援を行うことが必要です．利用者へは，利用者の意思を尊重しつつ，今できていることが続けられるよう援助し，さらに小さな目標作りを行い，援助を行っていきます．

●生涯に行うあらゆる学習が生涯学習です．学校教育だけでなく，社会教育，文化活動，ボランティア活動，趣味活動なども含まれ，どれも社会参加活動となります．

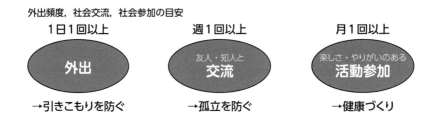

外出頻度，社会交流，社会参加の目安

1日1回以上	週1回以上	月1回以上
外出	友人・知人と 交流	楽しさ・やりがいのある 活動参加
→引きこもりを防ぐ	→孤立を防ぐ	→健康づくり

ケアのポイント

●社会参加活動に対する利用者のニーズを把握し，援助が必要かどうか，検討します．

●利用者が引きこもりの状態にないか，利用者や家族から聞き取り，デイケアなどの社会資源が利用できるかどうか，地域包括支援センターなどと相談します．

Q 高齢者差別・高齢者虐待にどう対処するの

A 　高齢者を「弱者」として一律にとらえる偏見や固定観念をエイジズムと言います．高齢者虐待はエイジズムを背景に生じます．高齢者の人権擁護の観点から，エイジズムの解消，高齢者虐待の防止とその解決が求められます．

1. 高齢者差別

●高齢者を「弱者」として一律にとらえてしまうステレオタイプ（多くの人に浸透している固定観念や思い込み）の考え方（エイジズム）が高齢者差別につながります．

●高齢者は無用で役に立たない，能力が低下している，高齢者は不健康，高齢者は頑固であるというように，高齢者は○○であると決めつけることなどが高齢者に対するステレオタイプの考え方に当たります．高齢者と一括りにするのではなく，1人1人のパーソナリティを尊重することが大切です．

●高齢者に赤ちゃん言葉で話しかけたり，子ども扱いしたりすることは，1人の大人として尊重していないエイジズムの1つであり，相手を尊重し，ていねいに接することが求められます．

●エイジズムの克服には，自分が偏見や固定観念（ステレオタイプ）を持っていないか気づくことが大切です．1人1人の人間をカテゴリーや属性に分けるのではなく，1人の人として尊重することが重要です．

2. 高齢者虐待

●高齢者虐待防止法では，高齢者虐待を65歳以上の高齢者に対する養護者および養介護施設従事者等による虐待としています．

●高齢者福祉に職務上関係のある者は高齢者虐待の早期発見に努めなければならず，養護者による虐待を発見した者も速やかに市町村に通報するよう努めなければならないとされています．

●養護者による虐待では，「高齢者に対する肉体的暴行」「減食や放置など，養護者による介護の放棄」「高齢者に対する暴言・心理的暴行」「わいせつ行為」「高齢者の財産の侵害」等のいずれかの行為を高齢者に対して行った場合を虐待に当たるとしています．

●養介護施設従事者による虐待では，老人福祉法に規定する老人福祉施設や有料老人ホーム等に入居する高齢者，もしくは居宅サービス事業や介護予防事業に関わるサービスの提供を受けている高齢者に対し，上記のいずれかの行為を行った場合，虐待に当たるとしています．

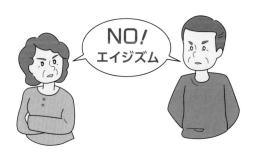

┌ ケアのポイント

●高齢者に対して，偏見や固定観念を持って接していないか，自分の固定観念に誤りがないか，絶えず点検し，ケアに当たることが重要です．

●相手の表情や声のトーンが急に変わったりしたときは，相手が差別を感じたシグナルかもしれないので，相手の表情や態度の変化に注目することが必要です．

●介護職は，虐待に対して敏感であることが重要で，早期発見に努めます．利用者への虐待などが疑われる場合は，地域包括支援センター，市区町村保健師などの多職種の協力を得て，対処します．

高齢者虐待の種類と内容

区 分	内 容	具体例
身体的虐待	暴力行為などで，身体に傷やアザ，痛みを与える行為や外部との接触を意図的，継続的に遮断する行為．	●平手打ちをする，つねる，殴る，蹴る，むりやり食事を口に入れる，やけど・打撲させる． ●ベッドに縛りつけたり，意図的に薬を過剰に服用させたりして，身体拘束・抑制をする／など．
心理的虐待	脅しや侮辱などの言語や威圧的な態度，無視，嫌がらせなどによって精神的，情緒的に苦痛を与えること．	●排泄の失敗などを笑いものにしたり，それを人前で話すなどにより高齢者に恥をかかせる． ●どなる，ののしる，悪口をいう． ●侮辱をこめて，子どものように扱う． ●高齢者が話しかけているのを意図的に無視する／など．
性的虐待	本人との間で合意がない，あらゆる形態の性的な行為またはその強要．	●排泄の失敗などに対して懲罰的に下半身を裸にして放置する． ●キス，性器への接触，セックスを強要する／など．
経済的虐待	本人の合意なしに財産や金銭を使用し，本人の希望する金銭の使用を理由なく制限すること．	●日常生活に必要な金銭を渡さない／使わせない． ●本人の自宅などを本人に無断で売却する． ●年金や預貯金を本人の意思・利益に反して使用する／など．
介護・世話の放棄・放任（ネグレクト）	意図的であるか，結果的であるかを問わず，介護や生活の世話を行っている者が，その提供を放棄または放任し，高齢者の生活環境や，高齢者自身の身体・精神状態を悪化させていること．	●入浴しておらず異臭がする，髪が伸び放題だったり，皮膚が汚れている． ●水分や食事を十分に与えられていないことで，空腹状態が長時間にわたって続いたり，脱水症状や栄養失調の状態にある． ●室内にごみを放置するなど，劣悪な住環境の中で生活させる． ●高齢者本人が必要とする介護・医療サービスを，相応の理由なく制限したり使わせない／など．

厚生労働省 医療経済研究機構：平成15年度「家庭内における高齢者虐待に関する調査」．https://www.mhlw.go.jp/shingi/2004/04/dl/s0426-6e.pdf　p.53を元に作成（2023年3月27日検索）

介護職員が行える医療的ケアは何ですか

介護職員は医療行為を業として行うことはできません。ただし医療行為にあたらないと認められているケアと一定の研修を受けることで行うことのできる医療的ケアがあります。

医師や看護師などの免許を有するものが「業」として行う行為を医行為と言います。医師法第17条により、医師でなければ、医業をしてはならないことが定められています。

施設介護や在宅介護に従事する職員は、医療行為を行うことはできません。しかし、介護の現場で日常的に必要な行為の中で、医療行為に当たる行為とそうでない行為の線引きがあいまいで混乱が生じていたため、厚生労働省通知および介護保険法等の一部を改正する法律で医療行為に当たらないケアと医療的ケアが認められています。

●厚生労働省は平成17年7月、原則として医行為には当たらないと考えられる項目、原則として、医師法・歯科医師法・保健師助産師看護師法による規制の対象とする必要がないものを具体的に示しました（医政発 第0726005号通知）。

そこで示された行為を表に示します。

●さらに、平成24年4月より、「介護サービスの基盤強化のための介護保険法等の一部を改正する法律」が施行され、一定の研修を受けた介護職員等は、痰の吸引、経管栄養を業務として行うことができるようになりました。研修は、基本研修（講義・演習）と実地研修の両方が必要です。

●令和4年12月には、医政発1201 第4号として、医行為に該当しないケアが19項目にわたって細かく示されています。ただし、これらのケアを行うに当たっては、患者の状態を踏まえ、医師、歯科医師または看護職員と連携することや、必要に応じてマニュアルの作成や医療従事者による研修を行うことが適当であることと通知されています。

介護職員が行えるケアと医療的ケア

医行為に当たらないとして認められているケア　注意事項[*1]	
体温測定	水銀体温計・電子体温計・耳式電子体温計による腋下・外耳道での測定
血圧測定	自動血圧測定器による測定
パルスオキシメータの装着	新生児以外の者 入院治療の必要がないもの 動脈血酸素飽和度の測定を目的とするもの
軽微な切り傷・擦り傷・やけど等の処置	専門的な判断や技術を必要としない処置 （汚物で汚れたガーゼの交換を含む）
医薬品の使用の介助 注意事項[*2]	皮膚への軟膏の塗布（褥瘡の処置を除く） 皮膚への湿布の貼付 点眼薬の点眼 一包化された内用薬の内服（舌下錠を含む） 肛門からの坐薬挿入 鼻腔粘膜への薬剤噴霧

規制の対象とする必要がないケア	
爪切り・やすりがけ	爪そのものに異常がないこと 爪周囲の皮膚にも化膿・炎症がないこと 糖尿病等の疾患で専門的管理が必要でないこと
日常的な口腔ケア	歯ブラシや綿棒または巻綿子などを用いて，歯，口腔粘膜，舌に付着している汚れを取り除き清潔にすること （重度の歯周病等がない場合）
耳垢の除去	耳垢栓塞の除去を除く
ストマパウチの排泄物廃棄（肌に接着したパウチの取り替えを除く）	
自己導尿の補助のためのカテーテル準備，体位の保持など	
市販の使い捨て浣腸器による浣腸	使用する浣腸器は下記の条件を満たしていること (1) 挿入部の長さが5〜6 cm程度以内 (2) グリセリン濃度50％以下 (3) 成人では40グラム以下，小児用では20グラム以下，幼児用では10グラム以下
研修が必要な医療的ケア	
痰の吸引	口腔内，鼻腔内，気管カニューレ内部 注意事項：たんの吸引については，咽頭の手前までを限度とすること
経管栄養 注意事項*³	胃ろうまたは腸ろうによる経管栄養，経鼻経管栄養

注意事項*¹
・病状が不安定であること等により専門的な管理が必要な場合には，医療行為であるとされる場合もあり得る
・介護サービス事業者等はサービス担当者会議の開催時に，必要に応じて，医師，歯科医師又は看護職員に対して，そうした専門的な管理が必要な状態であるかどうか確認することが考えられる
・病状の急変が生じた場合，その他必要な場合は，医師，歯科医師又は看護職員に連絡を行う等の必要な措置を速やかに講じる必要がある
・業として行う場合には実施者に対して一定の研修や訓練が行われることが望ましいことは当然であり，介護サービス等の場で就労する者の研修の必要性を否定するものではない
・また，介護サービス等の事業者は，実務遂行上，安全にこれらの行為が行われるよう監督することが求められる
・事故が起きた場合の刑法，民法等の法律の規定による刑事上・民事上の責任は別途判断されるべきものである
・切り傷，擦り傷，やけどに等に対する応急手当てを行うことを否定するものではない
・看護職員による実施計画が立てられている場合は，具体的な手技や方法をその計画に基づいて行うとともに，その結果について報告，相談することにより密接な連帯を図るべきである
（「医師法第17条，歯科医師法第17条及び保健師助産師看護師法第31条の解釈について（通知）」による）

注意事項*²
以下の条件を満たしていること
(1) 医師，歯科医師または看護職員が以下の3条件を満たしていることを確認し，これらの免許を有しない者による医薬品使用の介助ができることを本人又は家族に伝えていること
　①患者が入院・入所して治療する必要がなく容態が安定していること
　②副作用の危険性・投薬量の調整等のため，医師又は看護職員による連続的な容態の経過観察が必要である場合ではないこと
　③内用薬については誤嚥の可能性，坐薬については肛門からの出血の可能性など，当該医薬品の使用の方法そのものについて専門的な配慮が必要な場合ではないこと
(2) 事前の本人又は家族の具体的な依頼に基づいていること
(3) 医師の処方を受け，あらかじめ薬袋等により患者ごとに区分し授与された医薬品であること
(4) 医師または歯科医師の処方および薬剤師の服薬指導の上，看護職員の保健指導を遵守すること

注意事項*³
胃ろう又は腸ろうによる経管栄養実施の際は，胃ろう・腸ろうの状態に問題がないことを，経鼻経管栄養の実施の際は，栄養チューブが正確に胃の中に挿入されていることの確認を医師又は看護職員が行うこと（看護職員とは，保健師，助産師，看護師，准看護師をいう）

利用者の急変時・緊急時にどう対応したらよいの？

A 「呼吸をしていない」「呼びかけや刺激を与えても反応がない」状態は，最緊急事態です．安全を確保し，応援を呼んで，心肺蘇生を行います．心肺蘇生法の研修を受け，緊急時に慌てないようにすることが大切です．

1. 急変を疑う訴え・症状

●急変を疑う主な訴え：
・息が苦しい．
・胸が痛い．
・お腹が痛い．
・食欲がない．
・頭が痛い．
・めまいがする．
・眠れない．
・いつもと違う不調がある．
●急変を疑う主な症状：
・歩き方が変だ．
・歩けない．
・行動・様子が変だ．
・ぼんやりしている．
・血圧が高い（低い）．
・咳・痰がひどい．
・下血した．
・便秘している．
・下痢している．
・血尿が出る．

・尿が出ない．
・熱が出た．
・ぐったりしている．
・からだがふるえる．
・けがをした．
・倒れてからだを強く打った．
・やけどした．
・皮膚が赤い．
・腫れ・ブツブツ・むくみがある．
・薬をまちがえて飲んだ．

2. 緊急時対応の基本

●かかりつけ医の指示があるかを確認します．
●かかりつけ医の指示に沿って対応します．状況に応じて119番通報します．
（引用元：東京都福祉保健局「高齢者施設における救急対応マニュアル・作成のためのガイドライン」（※平成30年4月作成）より）

3. 救命処置

●「呼吸をしていない」「呼びかけや刺激を与えても反応がない」最緊急時には，救命処置を行

救命の輪

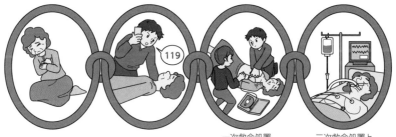

心停止の予防　　　早期認識と通報　　　一次救命処置　　　二次救命処置と
　　　　　　　　　　　　　　　　（心配蘇生とAED）　心拍再開後の集中治療

救命処置の流れ

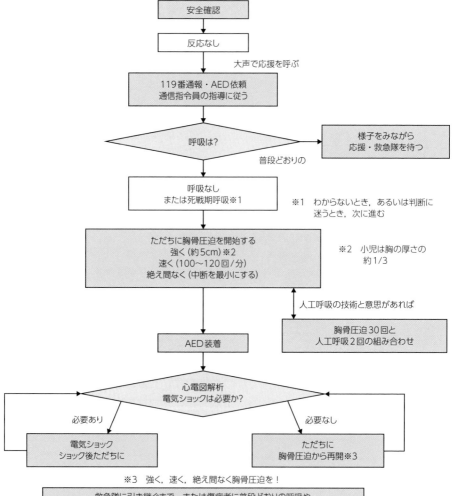

安全確認

↓

反応なし

大声で応援を呼ぶ

↓

119番通報・AED依頼
通信指令員の指導に従う

↓

呼吸は？ → 様子をみながら
応援・救急隊を待つ

普段どおりの

↓

呼吸なし
または死戦期呼吸※1

※1　わからないとき，あるいは判断に
　　　迷うとき，次に進む

↓

ただちに胸骨圧迫を開始する
強く（約5cm）※2
速く（100～120回/分）
絶え間なく（中断を最小にする）

※2　小児は胸の厚さの
　　　約1/3

人工呼吸の技術と意思があれば

胸骨圧迫30回と
人工呼吸2回の組み合わせ

↓

AED装着

↓

心電図解析
電気ショックは必要か？

必要あり　　　　　　　　　　　　必要なし

電気ショック
ショック後ただちに

ただちに
胸骨圧迫から再開※3

※3　強く，速く，絶え間なく胸骨圧迫を！

救急隊に引き継ぐまで，または傷病者に普段どおりの呼吸や
目的のある仕草が認められるまで続ける

回復体位

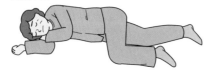

1. 下になる腕を前に伸ばし，上になる腕を
　 曲げ，その手の甲に顔を乗せる.
2. 姿勢を安定させるために，上になる膝を
　 約90度に曲げる

います.

〈救命処置の流れ〉

①安全を確保する：危険な場所に倒れていたり，救命処置に支障のある場所にいたりする場合，倒れている場所の安全を確保します．または，安全な場所に移します．安全な場所の確保を1人で行うのが無理な場合，応援者を呼び，複数で行います．

②声かけをして意識を確認する：「大丈夫ですか」「どうしましたか」など呼びかけて意識を確認します．

③呼吸・脈拍の確認：呼吸が通常通りの場合，応援を呼び，回復体位に体勢を変えます．呼吸していない場合，気道を確保し，心肺蘇生を行います．AEDがあれば，AEDを使います．

④意識・呼吸は正常だが，状態が明らかに異常だったり，悪化していたりしている場合，主治医に連絡し，医療機関に受診するか，急を要する場合には，119番通報します．

┌ ケアのポイント

● 緊急時には，何が起こっているのか，観察し，確認し，冷静に落ち着いて行動することが大切です．

● 報告・連絡・相談が大切です．かかりつけ医，訪問看護との連携がカギになります．

● 緊急時の対応マニュアル，連絡体制を確認しておくことが重要です．

COLUMN

AEDの使い方

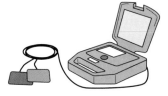

　AEDは，日本語では自動体外式除細動器と言います．心停止で倒れている人の心臓の働きを正常に戻す装置です．

　胸に貼った電極パッドを通して心臓に強い電流を流し，電気ショックを与えます．音声ガイダンスや部位イラストがあって，訓練を受けていない人でも扱える機器です．

　AEDは，簡単3ステップで，音声ガイダンスに従って，操作します．

AEDの操作方法

① フタを開け電源を入れる．フタを開けると自動的に電源がONになるタイプと，救助者が電源ボタンを押すタイプがある．

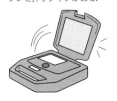

② 電源パッドを胸に貼る.

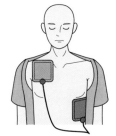

③ ショックボタンを押して心臓に通電する.

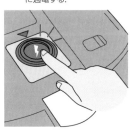

人生の最終段階にある利用者にどう対応したらよいの？

A 　人生の最終段階にある利用者は，身体的苦痛，精神的苦痛，社会的苦痛，霊的苦痛（スピリチュアルペイン）という全人的苦痛を持っていることを理解し，苦痛を和らげる支援が求められます．支援に当たっては，利用者の意思や選択・決定，家族の意向が優先されます．

1. 人生の最終段階にある利用者の　ニーズと緩和ケア

●人生の最終段階にある利用者は，がんの再発や転移による痛みや，食欲不振，全身倦怠感，呼吸困難，機能障害や抑うつ状態など，さまざまな症状に悩まされている場合が多く，利用者が抱いている全人的苦痛を理解し，支援することが求められます．

●全人的苦痛には，身体的苦痛，精神的苦痛，社会的苦痛，霊的苦痛（スピリチュアルペイン）が含まれます（図参照）．

●身体的苦痛，精神的苦痛，社会的苦痛，スピリチュアルな苦痛を緩和するためのケアが緩和ケアです．緩和ケアは，がんやエイズなど生命を脅かす病気を持っている人に対し，進行度にかかわらず，QOLの維持向上を図り，自分らしい生き方を続けられるようにするのが目的です．

●身体的ケア：①医療処置やケアによる身体的苦痛の軽減，②痛み，呼吸困難，倦怠感など身体症状のケア，③清潔・整容による身体ケア，④日常生活動作の支援など．

●精神的ケア：①精神的苦痛の軽減，②不安・いらだち・恐れ・うつ・怒り・孤独感などの感情表出の援助，③穏やかで安らぎのある日常生活への支援など．

●社会的ケア：①社会的苦痛の軽減，②家族の中の役割喪失の防止，③家族や関係ある人々とのつながりの維持など．

全人的苦痛

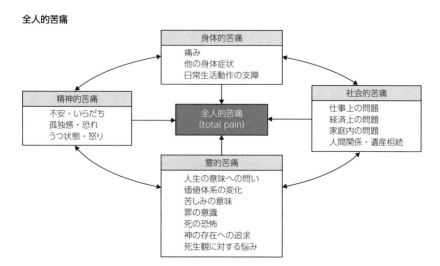

● スピリチュアルケア：①霊的苦痛の軽減，②自分の人生の意味づけ，満足感へのケア，③死を受け入れ平安な心へのケアなど．
● 利用者が生の終息・人生の締め括りという人生のゴールをどのように過ごしたいのか，ゴール実現のための具体的な支援をどうすればいいのか，利用者の意思や選択・決定，家族の意向を尊重したケアが求められます．

2. 人生の最終段階におけるケア（ターミナルケア）

● 人生の最終段階におけるケア（ターミナルケア）は，病気で回復の見込みがなく余命わずかの人や，認知症や老衰の高齢者が，人生の残りの時間を自分らしく過ごし，満足して最期を迎えられるようにすることを目的としたケアです．
● 人生の最終段階におけるケアには，苦痛をとるための医療行為が含まれますが，治療による延命ではなく，病気の症状などによる苦痛や不快感を緩和し，精神的な平穏や残された生活の充実を優先させることが目的となります．
● 人生の最終段階におけるケアは，緩和ケアの一部であり，人生の最終段階におけるケアは終末期に行われるのに対し，緩和ケアは終末期に限らず，病気の診断とともに始まり，病気の治療と並行して進められます．

3. 看取り介護

● 看取り介護とは，死が近づいている人に対して，穏やかにその人らしく最期を迎えることをサポートするケアです．人生の最終段階におけるケアには苦痛をとるための医療行為が含まれますが，看取り介護では医療行為は行わずに，日常生活のケアを通して精神的・身体的苦痛を和らげることが目的となります．
● 看取り介護は臨死期にのみ行われるものであるのに対し，緩和ケアは臨死期のみならず，必要に応じてさまざまな場面で行われる点が特徴となります．
● 看取り介護では，身体的ケアとして，利用者ができる限り穏やかに暮らせるように，生活環境を整備するケアを行います．また，精神的ケアとして，継続的なコミュニケーション，スキンシップ，QOLの保持，プライバシーの尊重などを行います．
● 看取り介護では，利用者本人だけでなく，家族の身体的・精神的苦痛への配慮，家族の希望への対応，専門職種・専門機関に相談できる環境の整備，利用者本人の死後の支援（グリーフケア）など，家族への配慮や支援も重要となります．

COLUMN

グリーフケア

　グリーフケアとは，死別に伴う悲嘆に寄り添い，サポートすることを言います．悲嘆は，死別後から始まるのではなく，大切な人との別れを自覚したときから始まります．

　悲嘆は，①心の麻痺（心を麻痺させることで対応しようとする），②探索と切望（故人を愛慕し探し求めずにはいられなくなる），③混乱と絶望（抑うつ状態となり人と接触しないように引きこもる），④回復と再編（生活の変化に適応し新たな自己を見出す）というプロセスをたどるとされ，このプロセスを理解したケアが求められます．家族がどの段階にあるかを理解することが大切です．

　介護現場におけるグリーフケアでは，利用者がどのような介護を受けながら生活していたのかを伝え，遺族が納得し，遺族が利用者の死と向き合えるようケアすることが通常の悲嘆のプロセスへ導くことにつながります．

　大切な家族を亡くした遺族の話に耳を傾ける，葬儀に参列する，自宅を訪れて仏壇に手を合わせ，思い出話をする，療養中の写真，映像を見せるなどのことがグリーフケアにつながります．

アドバンス・ケア・プランニングって何

A 人生の最終段階の医療・ケアについて，本人が，家族などや医療・ケアチームと事前に繰り返し話し合うプロセスをアドバンス・ケア・プランニング（ACP）と言います．医療・ケアチームには，介護従事者が含まれます．

1. 事前指示とアドバンス・ケア・プランニングの違い

● 重篤な病気となって，回復が期待できない場合に，食事ができなくなったときに人工的な栄養補給として胃瘻や静脈栄養法を行う，呼吸ができなくなった場合に人工呼吸器をつけるなどいわゆる延命処置を，受けたい，または受けたくない医療行為の希望を表明しておくことを事前指示といい，その内容を文書にしたものが事前指示書です．

● 自分がこれらの延命処置を希望するかどうか，どのような医療や介護を受けて最期を迎えるかを計画し，あらかじめ家族や親しい人，かかりつけ医など医療・ケアチームと話し合っておくプロセスが，アドバンス・ケア・プランニングです．

● アドバンス・ケア・プランニングが事前指示と異なる点は，事前指示は自分の思いをあらかじめ提示しておくことが主なポイントですが，アドバンス・ケア・プランニングは家族や医療・ケアの担当者と話し合って確認するという行為に重点を置いている点です．

● 『人生の最終段階における医療・ケアの決定プロセスに関するガイドライン』（厚生労働省，平成30年，https://www.mhlw.go.jp/file/04-Houdouhappyou-10802000-Iseikyoku-Shidouka/0000197701.pdf）では，「本人の意思は変化しうるものであり，医療・ケアの方針についての話し合いは繰り返すことが重要であること」「本人が自らの意思を伝えられない状態になる可能性

があることから，その場合に本人の意思を推定しうる者となる家族等の信頼できる者も含めて，事前に繰り返し話し合っておくことが重要であること」が述べられています．

2. 人生の最終段階における医療・ケアのあり方

● 医療・ケアを受ける本人が多専門職種の医療・介護従事者から成る医療・ケアチームと十分な話し合いを行い，本人による意思決定を基本とした上で，人生の最終段階における医療・ケアを進めることが最も重要な原則であるとされています．

● 人生の最終段階における医療・ケア行為の開始・不開始，医療・ケア内容の変更，医療・ケア行為の中止等は，医療・ケアチームによって，医学的妥当性と適切性を基に慎重に判断すべきとされています．

● 医療・ケアチームにより，可能な限り疼痛やその他の不快な症状を十分に緩和し，本人・家族等の精神的・社会的な援助も含めた総合的な医療・ケアを行うことを求めています．

アドバンス・ケア・プランニング（ACP）の進め方

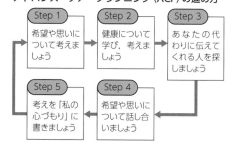

2章

介護に役立つ 病気の知識

なぜ、病気が起こるの？
この病気って
いったい何？
がわかる

脳・神経　　　　肺
骨・関節　　　　消化器
目・耳・鼻　　　内分泌・代謝
皮膚　　　　　　腎・尿路
心臓　　　　　　精神疾患

Q 脳卒中のある高齢者のケアのポイントは何，なぜそう するの

 A 　脳卒中は，脳出血，脳梗塞，くも膜下出血の総称です．麻痺や運動失調，失語症，構音障害，嚥下障害など援助が必要な症状や機能障害が起こります．脳卒中を起こさない介護予防の取り組みと，発症後の急性期・回復期・慢性期それぞれのリハビリテーションと介護が必要です．

　脳卒中などの脳血管障害とは，脳の一部が虚血あるいは出血によって障害を受けた状態を言います．脳血管疾患には，脳卒中，一過性脳虚血発作，硬膜下血腫，頭蓋内出血，もやもや病などがありますが，脳卒中が代表的疾患です．脳卒中は，脳出血，脳梗塞，くも膜下出血の総称です．

1. 脳卒中とは

●脳卒中は，脳の障害部位によってさまざまな症状や機能障害を引き起こし，認知機能障害，嚥下障害，運動障害など日常生活に負の連鎖をもたらします．

2. 脳卒中の症状

●身体的側面：運動麻痺（片麻痺から四肢麻痺に及ぶものまで），感覚障害（痛み，しびれなど），失語症（話せない，話せるが意味不明，意味を理解できないなど），嚥下障害（飲み込めない），高次脳機能障害（失認，失行など）など．

●精神・心理的側面：認知機能低下，脳卒中後うつなど．

●社会的側面：活動量低下，外出頻度減少，引きこもりなど．

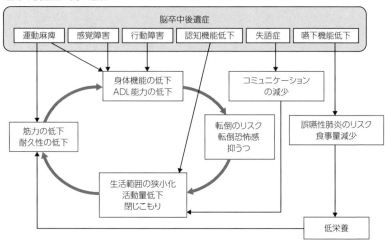

脳卒中後遺症の負の連鎖

荒井秀典，山田実編：介護予防ガイド　実践・エビデンス編．国立長寿医療研究センター，
https://www.ncgg.go.jp/ri/topics/pamph/documents/cgss2.pdf p.76 より（2023年3月27日検索）

疾患	病態・原因		治療・リハビリテーション
脳出血	● 脳内の微小動脈瘤が破裂して脳内に出血するもの ● 高血圧性脳内出血が多い ● 出血部位は被殻, 視床, 皮質下, 橋・延髄, 小脳の順に多い 皮質下出血 視床下出血 脳幹 (橋) 出血 小脳出血	急性期	● 手術：出血よる血腫の除去 (開頭血腫除去術・内視鏡的血腫除去術), くも膜下出血では原因である動脈瘤のクリッピング術やコイル塞栓術, シャント術など ● 脳血管攣縮に対する薬物治療
		回復期	● 再発危険因子の管理：抗血小板療法, 降圧療法, 血糖コントロール, 脂質異常症の管理, 生活指導, 運動療法, 食事療法など ● 回復期リハビリテーション：ADL訓練や運動機能, 嚥下機能, 高次脳機能などを改善させるリハビリテーションなど
くも膜下出血	● 脳動脈瘤の破裂や脳動静脈の奇形, 外傷によってくも膜下腔内に出血したもの ● 脳動脈瘤の破裂が多い	急性期	● 脳出血参照
		回復期	
脳梗塞	● 血管閉塞により脳の一部が虚血して, その灌流域の脳が壊死するもの ● アテローム血栓性脳梗塞：動脈硬化 (アテローム硬化) によって狭くなった血管に血栓ができ, 脳の太い血管を閉塞するもの ● 心原性脳塞栓症：心房細動に伴い心臓でできた血栓が流れてきて塞栓となって脳の太い血管が詰まるもの ● ラクナ梗塞：枝分かれした脳の細い血管 (穿通枝) が狭くなって詰まるもの	超急性期	● 閉塞血管を再開通するため血栓溶解薬t-PA (4.5時間以内), ウロキナーゼ (6時間以内) による治療
		急性期	● 血栓の増大, 梗塞の拡大の防止のため, 抗血小板療法, 抗凝固療法, 脳保護療法
		回復期	● 脳出血参照

┌─ ケアのポイント ─

〈維持期のケア〉

● 残存機能の維持・向上.

● 廃用症候群の予防.

● 食事・栄養管理.

● 再発予防と対応.

● 慢性期合併症の予防と対応.

● 退院後も外来や介護保険を利用したリハビリテーションを続けることが重要.

〈ケアのポイント〉

● 感覚障害のある人のケア (90頁参照).

● 嚥下障害のある人のケア (27頁参照).

● 高次脳機能障害のある人のケア (80頁参照).

● 精神的援助：不安・ストレスへの対処.

〈社会資源〉

● 介護保険を利用したサービス：訪問看護, 訪問介護, 訪問リハビリテーション, 訪問入浴介護, 通所介護, 通所リハビリテーション, 短期入所生活介護など.

〈介護予防〉

● ストレッチング, 筋力トレーニング, 有酸素運動などの運動.

Q パーキンソン病・パーキンソニズムのある人のケアの
ポイントは何，なぜそうするの

A 　パーキンソン病は，原因不明の神経変性疾患で，さまざまな機能障害をもたらします．治療は，対症的な薬物療法が主体で，長期にわたります．機能障害に対してリハビリテーションが進められます．パーキンソン病と同じような症状を示す病態をパーキンソニズムと言います．

　パーキンソン病は，原因不明の神経変性疾患で，中脳の黒質の細胞変性によりドパミン産生が低下して錐体外路症状を呈し，徐々に病状が悪化していきます．パーキンソン病は指定難病であり，認定患者は医療費公費負担制度を利用できます．

1. 主な症状・障害

● 4大症状として，①安静時振戦（安静にした状態で生じる細かいふるえ，睡眠中は消える），②筋固縮（筋肉のこばわり），③無動・寡動（動作緩慢，仮面様顔貌［うつろな表情］），④姿勢反射障害（転倒しやすい，すくみ足歩行，突進歩行，小刻み歩行）を特徴とします．

● 4大症状以外に，自律神経障害（嚥下困難，唾液分泌亢進，起立性低血圧，便秘，排尿障害，脂漏性皮膚炎），認知機能障害・抑うつなど多彩な症状・障害を呈します．

● ホーエン・ヤール重症度分類で重症度を評価します．パーキンソニズムの程度，日常生活の介助の程度などにより0～5度に分類されます．

2. 治療・リハビリテーション

　薬物療法を行いながらリハビリテーションを進めていきます．

1）薬物療法

● 薬物としては神経伝達物質ドパミン関連薬を組み合わせて使用します．

● 長期間薬物療法を続けることによって，薬効が減退や不安定化したり，副作用（不随意運動や

ホーエン・ヤール重症度分類

0度	パーキンソニズムなし
1度	一側性パーキンソニズム
2度	両側性パーキンソニズム
3度	軽～中等度パーキンソニズム．姿勢反射障害あり．日常生活に介助不要
4度	高度障害を示すが，歩行は介助なしにどうにか可能
5度	介助なしにはベッドまたは車椅子生活

注：パーキンソニズムとは，パーキンソン病と同じような症状を示す病態であり，次のいずれかに該当する場合とするとされている：①典型的な左右差のある安静時振戦（4～6Hz）がある，②歯車様強剛，動作緩慢，姿勢反射障害のうち2つ以上が存在する．

精神症状など）が出現したりすることがあります．

● 急に服薬を中止した場合，悪性症候群（高熱・意識障害・発汗・頻脈・振戦や筋硬直）に

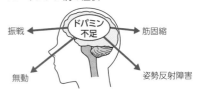

パーキンソニズム

姿勢反射障害（転倒しやすい）

無動・寡動（うつろな表情）

安静時振戦（細かいふるえ）

筋固縮（筋肉のこわばり）

パーキンソン病の症状

振戦　　ドパミン不足　　筋固縮

無動　　　姿勢反射障害

なる危険性があります.

●医師の指示通りに服薬しているにもかかわらず,症状が日内変動したり,急激な変化が生じたりすることもあります.これをオンオフ現象と言います.

●抗パーキンソン薬を長期間服用するにつれ,薬の作用時間が短くなる現象をウェアリング・オフ現象と言います.

2) リハビリテーションとケア

●リハビリテーションは運動療法や理学療法,言語療法,精神的リハビリテーションが進められます.

●運動症状に対する運動療法は,身体機能,健康関連QOL,筋力,バランス,歩行の改善に有効であることが実証されています.

抗パーキンソン薬の種類

分類	種類	作用	主な薬剤
ドパミン系薬剤	L-ドパ	脳に不足しているドパミンを補充する	ドパストン,ドパゾールレボドパ,カルビドパ,セレギリン,ゾニサミド,エンダカポンなど
	ドパミンアゴニスト	脳でドパミンと同じ働きをする合成物質	パーロデル,ペルマックス,カバザール,ドミン,ビ・シフロール,ミラペックス,レキップ,ニュープロ,アポカイン
非ドパミン系薬剤	MAO-B阻害薬	ドパミンを分解する酵素の働きを抑制する	エフピー
	COMT阻害薬	ドパミンの分解を抑制し,脳への吸収を促す	コムタン
	ドパミン遊離促進薬	ドパミンの分泌を促進する	シンメトレル
	抗コリン薬	脳内の神経伝達物質のバランスを整える	アーテン,トレミン,アキネトン
	ノルアドレナリン補充薬	神経伝達物質であるノルアドレナリンを補充する	ドプス
	ドパミン賦活薬	ウェアリング・オフ現象の改善に役立つ	トレリーフ
	アデノシン受容体拮抗薬	脳内の神経伝達物質のバランスを整える	ノウリアスト

┌ ケアのポイント

●オンオフ現象や前方突進,姿勢反射障害がある時には転倒,転落,打撲の危険性が高いため,周囲の障害物を取り除くなど,安全な環境の整備を行います.

●急に服薬を中止した場合,悪性症候群になる危険性があるので,医師の指示通り服薬しているか確認します.

●服薬やリハビリテーションが継続できるよう援助して,悪化の防止に努めます.

オンオフ現象

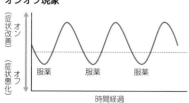

（症状改善）オン
（症状悪化）オフ
服薬　服薬　服薬
時間経過

パーキンソン病の姿勢・歩行障害

 前傾姿勢

 すくみ足

 小刻み歩行

 突進歩行

Q 筋萎縮性側索硬化症のある人のケアのポイントは何, なぜそうするの

 筋萎縮性側索硬化症 (ALS) は, 病気の進行が早く, さらに長期的なケアが必要となります. 嚥下障害, コミュニケーションの障害, 人工呼吸器の使用など介護の課題が多く, 介護負担を軽減する取り組みが必要です.

筋萎縮性側索硬化症 (ALS) は, 運動ニューロン (随意運動を行う随意筋を支配する神経) が死滅する神経変性疾患で, 脳からの刺激が筋肉に伝わらないため, 筋力低下, 筋萎縮が起こります. 手足・喉・舌の筋肉や呼吸に必要な筋肉の萎縮と筋力低下が起こります.

1. 主な症状・機能障害

●筋力低下は手指筋から始まり, 徐々に足・全身に及び, 舌や口蓋, 咽頭の筋肉が障害されて, 舌の萎縮, 構音障害 (発音がうまくできない), 嚥下障害が生じて, 最終的には呼吸筋がおかされ, 呼吸障害が起こります.

●眼球運動障害, 感覚障害, 褥瘡, 膀胱直腸障害は起きにくいことから, これをALSに見られない陰性徴候と呼びます.

筋萎縮性側索硬化症 (ALS) の長期的ケア

| 嚥下障害 | コミュニケーション の障害 | 呼吸障害 (人工呼吸器の使用) |

筋萎縮性側索硬化症 (ALS) の在宅ケアのポイント

- 公的介護, ケアの併用で家庭での介護負担軽減
- 住宅改善, 改修, 補助器具の設置
- 筋力低下防止のリハビリテーション
- 在宅での医療介護
- かかりつけ医との連携

2. 治療・リハビリテーション

1) 薬物療法

●薬物療法としてALSの進行を遅らせる作用のあるリルゾール (グルタミン酸拮抗薬) が用いられます.

●不安などから起こる不眠には睡眠薬や精神安定薬が用いられることもあります.

2) リハビリテーション

●残存機能の維持, 筋力低下・関節拘縮の防止のために, 運動療法など在宅でできるリハビリテーションを行います.

3) 人工呼吸器の使用

●呼吸筋の麻痺が強くなり, 自発呼吸が困難になれば, 鼻マスクによる非侵襲的人工呼吸あるいは気管切開による侵襲的人工呼吸が行われます.

ケアのポイント

●運動機能が低下した状態を補助する補助具や日常生活動作の負担を軽減する介護用品などを利用して利用者本人や家族でできるものを取り入れます.

●嚥下障害がある場合, 体位の工夫 (顎を引いて嚥下する) と嚥下しやすい食品を選び, 誤嚥

を予防します.

●麻痺や人工呼吸器の使用によって会話が困難となってくるため, サイン, 筆談, 文字盤などコミュニケーション手段を確認し, 習得することを援助します.

●会話ができなくても知能, 意識は保たれるこ

とに注目し，精神的援助を行います．

●侵襲的人工呼吸では，定期的な痰の吸引が必要になるので，吸引の介助や医療職から家族への吸引指導が必要になります．

●人工呼吸器や吸引器には電気が不可欠であり，災害時に起こる停電への備えが必要です．

COLUMN

難病とは

難病の定義

　難病とは，平成27年施行の「難病法（難病の患者に対する医療等に関する法律）」では，次の通り定義されています．

・発病の機構（原因）が明らかでない．

・治療方法が確立していない希少な疾病．

・当該疾病にかかることにより，長期にわたり療養を必要とする．

※ただし，がんや精神疾患，感染症，アレルギー疾患など，個別の施策体系が樹立されているものは除く

　上記に該当するものとして，難病法の対象疾患として指定を受けた難病を指定難病といい，330を超える疾患が指定されています．

　患者数の多い疾患は，潰瘍性大腸炎，クローン病，全身性エリテマトーデス，パーキンソン病などです．パーキンソン病，筋萎縮性側索硬化症などは高齢の在宅療養者にも多く，在宅ケアにおいては，医療依存度が高く継続的な医療管理が必要であり，介護負担の軽減，心理的支援，QOLの向上などが重要な課題となります．

医療費助成

　指定難病と診断された患者のうち，厚生労働大臣が定める重症度分類などの基準を満たしている患者，もしくは基準を満たしていないが，高額な医療費が継続的にかかっている患者は，医療費助成を受けることができます．

　難病の症状は変動しやすく，入退院を繰り返すなどの特性があるため，医療費助成は，「外来」「入院」どちらも対象になっています．ただし，入院時の食費は全額自己負担となっています．

　医療費の自己負担分（2割）に上限を設け，上限額以上の医療費が助成されるという仕組みです．医療費助成には，医療機関だけでなく，薬局の保険調剤・医療保険における訪問看護ステーションによる訪問看護も含まれています．

　自己負担上限額（月額）は，世帯の所得に応じて区分されます．

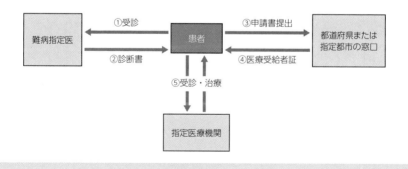

Q 高次脳機能障害のある高齢者のケアのポイントは何，なぜそうするの

A 　高次脳機能障害とは，脳の損傷による認知障害全般を指し，この障害によって日常生活や社会生活を営むことが困難になった状態です．このためリハビリテーション，社会復帰，生活・介護支援プログラムなどが必要となります．

　高次脳機能障害とは，脳卒中や交通事故などによる頭部の外傷によって脳が損傷して起こる認知障害全般を指します．脳の損傷部位により異なる症状や機能障害が現れます．

1. 主な症状・機能障害

●失語：流暢（りゅうちょう）に話せない，あるいは聞いた言葉の意味がわからない，あるいは意味不明の言葉を話すなど，脳の損傷部位によって異なる症状が現れます．

●失行：運動や感覚には障害がないのに，歯磨きができない，靴ひもが結べないなど，ある特定の動作や行為ができない状態です．

●失認：知覚には障害がないのに，見ている物，あるいは聞こえているもの，あるいは触れている物などの対象を認知できない状態です．

●認知機能障害：注意障害，記憶障害，注視障害，遂行機能障害などがあります（認知症の項参照）．

●社会的行動障害：行動面では，自発性の低下や発動性の低下，運動の保続・持続性の低下，抑制の欠如などがあります．情緒面では幼稚化したり，怒りやすくなったり，周囲への関心の低下などがあります．

2. 治療・リハビリテーション

●高次脳機能障害の原因となっている脳損傷の病気の治療を行い，状態が安定してくるとリハビリテーションと生活支援が行われます．

●平成18年7月に厚生労働省社会・援護局障害保健福祉部と国立障害者リハビリテーションセンターは『高次脳機能障害者支援の手引き』（http://www.rehab.go.jp/ri/event/brain_fukyu/kunrenprogram.html）を示しています．

●手引きでは，在宅支援，施設生活訓練支援，施設生活援助の内容が述べられています．

脳の損傷部位によって生じる機能の障害

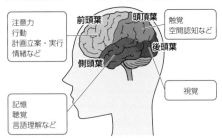

┌ ケアのポイント

●失語，失行，失認，認知機能障害，社会的行動障害など症状は多様なことを利用者本人や家族に理解してもらい，症状に応じたケアを進めます．

●利用者自身がリハビリテーションの意義を理解し，リハビリテーションに取り組むことができるよう精神的に援助します．

てんかんのある高齢者のケアのポイントは何，なぜそうするの

 てんかんとは，慢性の脳障害で，てんかん発作を繰り返します．てんかん発作時の対処法，抗てんかん薬の正しい服用法，発作を起こしやすい生活場面での対処法など，利用者本人と家族への確認が重要です．

てんかんとは，さまざま原因によって起こる慢性の脳障害で，脳の表面(大脳皮質)の神経細胞(ニューロン)が異常に興奮して，意識の消失や痙攣を発作的に起こします．この発作をてんかん発作といい，多くの場合，数秒〜数分間繰り返します．原因には，脳の先天異常，脳の代謝異常，頭部の外傷，中枢神経の感染症，脳腫瘍，脳卒中，認知症などがあります．

1. 症状・機能障害

●てんかん発作は，異常な興奮を起こしている脳の部位により運動神経，感覚神経，自律神経，意識，高次脳機能などの神経系に影響を与えるため，それぞれの神経系に対応した症状が現れます．

●体の一部が硬直する(運動神経)，手足がしびれたり耳鳴りがしたりする(感覚神経)，動悸や吐き気を生じる(自律神経)，意識を失う，言葉が出にくくなる(高次脳機能)などのさまざまな症状が起こります．

●脳の障害部位によって，知的障害，運動障害，高次脳機能障害(言語障害など)が見られることがあります．

●高齢者のてんかんは，意識障害の発作・症状が多く，痙攣が見られないことが特徴と言われています．

●高齢者のてんかんの初発症状は，一時的にぼんやりする，記憶障害，周囲がわからない，口をモグモグさせるなどが上げられています(次頁表参照)．そのため，認知症やうつ病などとの見分けが難しいとされています．

●高齢者のてんかんの原因は，脳卒中が最も多いといわれ，そのほか，脳炎，認知症，脳腫瘍，頭部外傷なども原因となります．

抗てんかん薬の副作用

一般的副作用

1. 飲み始めに出るもの	眠気，頭痛，めまい，ふらつきなど
2. 服薬量が多いために出るもの	視界がぼやける，複視，ふらつき，めまいなど
3. アレルギーにより特定の人に出るもの	薬疹，骨髄抑制，肝障害など

薬剤別の特徴的副作用

フェニトイン	歯肉増殖	ベンゾジアゼピン系(ジアゼパム，クロナゼパム，クロバザムなど)	呼吸抑制
カルバマゼピン	白血球減少	ガバペンチン	体重増加
バルプロ酸ナトリウム	高アンモニア血症	トピラマート	腎結石
エトスクシミド	吐き気，嘔吐などの消化器症状	ラモトリギン	アレルギー性皮疹
		レベチラセタム	気分変動

てんかん情報センター：抗てんかん薬の副作用とは？．https://shizuokamind.hosp.go.jp/epilepsy-info/question/faq6-1/ を元に作成(2023年3月27日検索)

高齢発症てんかんの初発症状

- 口をモグモグする
- 身振りをする
- 意味のない動きをする
- 動作が停止する
- 反応が遅い
- 記憶障害(最近の重要イベントを覚えていない)

2. 治療・リハビリテーション

1) 薬物治療

●てんかん治療の主体は,抗てんかん薬による薬物治療です.抗てんかん薬は,てんかんの原因を取り除くものではなく,てんかん発作を起こりにくくするものです.

2) その他の治療

●薬物治療で発作が十分に抑えられない場合,脳梁離断術(左右の大脳半球を連絡している脳梁を切り離すことで大脳の一方で生じたてんかん性の興奮が両側に拡がらなくする手術)や迷走神経刺激療法などの脳外科手術による療法や食事療法などが行われます.

3. 発作時の対処

●周囲にてんかんのある人がいる場合,発作に出会ったときの心がけとして,日本てんかん協会は次のことを呼びかけています:①気を落ち着かせ,冷静になりましょう,②騒ぎ立てないようにしましょう,③すぐに救急車を呼ぶ必要はありません(日本てんかん協会 https://www.jea-net.jp/epilepsy/spasm).

●発作時は,まず本人の安全の確保が最も重要です.対処法は表の通りです.

●発作後は,顔を横に向け,呼吸がもとに戻るのを待ちます.食事中や食事直後に発作が起きる,食べた物を吐いたときに,吐物が気管に詰まって窒息することがあり,危険なので顔を横に向けることは重要です.

てんかん発作時の対応

本人の安全の確保	●危険な物・場所(火,水,機械のそば,階段,道路など)から安全な場所に移す ●痙攣によってけがをしないように気を配る ●呼吸しやすいように服の襟元をゆるめ,ベルトを外す ●眼鏡,ヘアピンなどけがをする可能性のあるものを外す
やってはいけないこと	●体をゆする ●大声をかける ●叩く ●押さえつける ●口をこじ開ける ●口中に指,スプーン,ハンカチなどを入れる

ケアのポイント

●抗てんかん薬は,決められた用法・用量を守って欠かさず服用し続ける必要があります.用法・用量を自己判断で変更したり,飲み忘れたりしないように医師や看護師からの説明が理解されているかどうか,確認します.

●飲み忘れ防止のため,食事時間などの生活習慣の中に服薬する時間を決めるなどの工夫で服薬を習慣化します.

●抗てんかん薬の副作用には,眠気,ふらつき,めまい,食欲不振,集中力・注意力の低下などがあります.転倒につながる可能性があるので,注意が必要です.

●入浴,食事,睡眠,外出などは,てんかん発作による事故の起こる可能性のある生活場面です.生活場面ごとに事故防止の注意を家族に説明し,徹底していきます.

・入浴:湯船に溺れる,浴室内で転倒することを避ける対策を家族とともに考えていきます.

・食事:食事時の発作に注意が必要です.

・就寝・覚醒時:就寝時と覚醒時は,発作の好発時間です.うつぶせや枕での窒息に注意が必要です.

・外出:発作時に備えた対処法を確認しておきます.

Q 骨・関節疾患のある高齢者のケアのポイントは何，なぜそうするの

A 　運動器は，高齢者の自立に不可欠であり，運動器疾患は，日常生活に障害を生じさせ，さらに廃用症候群や寝たきりの原因となることも多いため，その予防・治療・リハビリテーション・介護に多職種の連携が求められます．

　骨，筋肉，靱帯と，これら組織の集合体である関節，脊椎などを総称して運動器といいます．運動器は連携して体を動かす仕組みになっています．

　運動器の健康は，高齢者の自立に大変重要な要素であり，この健康が害されれば，活動量が減少し，社会的・心理的健康も害され，さらなる活動量の減少を招きます．

　2019年国民生活調査（厚生労働省）では，要介護となる要因は，全体では，①認知症，②脳血管疾患（脳卒中），③高齢による衰弱が上位を占め，運動器疾患が関連する要因では，要支援要因は関節疾患，要介護要因は骨折・転倒が上位となっています．

　運動器疾患は，日常生活に障害を生じさせ，さらに廃用症候群や寝たきりの原因となること

も多いため，その予防・治療・リハビリテーション・介護に多職種の連携が求められる領域です．

1. 骨折

● 高齢者骨折の原因の多くは，①筋力低下による転倒，②骨粗鬆症による骨の脆弱化（弱く，もろくなること）です．

● 骨折の主な症状は，疼痛，腫脹，機能障害，変形，異常可動性です．

● 転倒を防ぐためには，筋力強化として歩行運動が効果的とされています．

● 骨粗鬆症を予防するためには，早期発見・早期治療，食生活の改善などが大切です（後述）．

● 大腿骨近位部，脊椎，上腕骨近位部，橈骨遠位端が骨折しやすい部位です．

運動-加齢の連鎖

身体の崩壊
病気・老年症候群の発生

加齢

運動不足

身体活動の減少
筋の萎縮
エネルギー減少

社会的・心理的加齢
年齢相応の動作
不安の発生
自己効力の低下

さらなる
身体活動の減少

厚生労働省 運動器の機能向上についての研究班：運動器の機能向上について. https://
www.mhlw.go.jp/topics/2005/11/dl/tp1101-2d.pdf　p.3 より（2023年3月27日検索）

種類	病態・原因・症状	治療・ケアのポイント
大腿骨近位部骨折 （だいたいこつきんいぶこつせつ）	骨盤　骨頭骨折 頸部骨折（けいぶ） 転子部骨折 転子下骨折 〈病態・原因〉 ●太ももの付け根にある大腿骨の骨折 ●大腿骨近位部骨折は頸部骨折（大腿骨のくびれた部分），転子部骨折（ふくらみの部分），転子下骨折（転子部の下の部分）の総称 ●転倒によることが多い 〈症状〉 ●股関節部の強い痛み ●立ち上がりができない	〈治療〉 ●手術（骨接合術，あるいは人工骨頭挿入術） ●保存治療（牽引療法） ●リハビリテーション（術後回復，歩行訓練，関節可動域訓練など） 〈ケアのポイント〉 ●転倒防止のための筋力訓練 ●骨粗鬆症の予防 ●精神的援助（痛みや不安への対処） ●脱臼予防が行われているか確認する（禁忌肢位［行ってはいけない動作や取ってはいけない姿勢］，洋式トイレやベッド・椅子の導入，自助具の使用など） ●転倒予防（歩行運動など）が行われているか確認する ●生活様式の変更のために社会資源の活用を勧める
脊椎圧迫骨折	〈病態・原因〉 ●背骨の骨折 ●転倒して尻餅をつくことで起こりやすい ●「いつのまにか骨折」と言われるように身体を丸める，ねじる動きで生じる 〈症状〉 ●背部の痛み	〈治療〉 ●保存治療（コルセットあるいはギプスによる固定） ●リハビリテーション 〈ケアのポイント〉 ●転倒防止のための筋力訓練 ●骨粗鬆症の予防 ●精神的援助（痛みや不安への対処） ●骨折部の負担軽減や再骨折予防が行われているか確認する（コルセットの装着，自助具の使用，円背姿勢の改善などを勧める） ●歩行補助具（杖・シルバーカー）の使用を勧める
上腕骨近位部骨折	〈病態・原因〉 ●腕の付け根部分の骨折 ●転倒して肩を床や壁などに打ち付けたり，肘や手を床についたりしたことで生じる 〈症状〉 ●肩関節の痛み ●腫れ ●腕が上がらないなどの可動域制限	〈治療〉 ●転位（骨のずれ）が軽度の場合保存治療（三角布やバストバンドによる固定） ●転位が重度の場合手術（髄内釘固定法，プレート固定法） ●リハビリテーション（手指運動） 〈ケアのポイント〉 ●骨粗鬆症の予防 ●転倒予防 ●精神的援助（痛みや不安への対処） ●骨折部の安定が行われているか確認する（三角巾やバストバンドの装着） ●肩関節の運動，日常生活で患手を意識的に使用するよう勧める
撓骨遠位端骨折	〈病態・原因〉 ●手首付近の骨の骨折 ●転倒して床に手をつくことで起こりやすい ●骨粗鬆症の女性に多い	〈治療〉 ●転位が軽度の場合保存治療（ギプス固定） ●転位が重度の場合手術（ロッキングプレート）

<table>
<tr><td colspan="2" style="text-align:left"></td></tr>
</table>

〈症状〉 ●骨折部の痛み ●腫れ ●手首の可動域制限 ●転位がひどい場合，骨折部でフォーク状の変形	〈ケアのポイント〉 ●骨粗鬆症の予防 ●転倒予防 ●精神的援助（痛みや不安への対処） ●ギプス固定と三角巾装着で手の使用が制限されるため生活指導を行う（食事形態の工夫，自助具の使用，入浴時の工夫） ●リハビリテーション（運動療法，作業療法，ADL訓練）

2. 骨粗鬆症

●骨は，骨吸収（仮骨細胞により古くなった骨が溶かされる）と骨形成（骨芽細胞により骨が形成される）が繰り返され，生涯を通じて何度も作り換えられます．

●骨吸収が骨形成を上回ると骨量が次第に減少して皮質骨（骨の外側の部分で，固い組織）が薄くなり，海綿骨（骨の内側の部分で，骨梁と言う）が細くなって，骨が脆弱（もろく）になります．

●骨吸収と骨形成のバランスが崩れる原因は多岐にわたりますが，予防には，運動機能の向上と生活習慣の改善が効果的と言われています．

●骨粗鬆症によって，脊椎圧迫骨折，大腿骨頸部骨折，橈骨遠位部骨折，コレス骨折（橈骨手根部），上腕骨近位部骨折などが起こりやすくなります．

病態・原因・症状	治療・ケアのポイント
〈病態・原因〉 ●加齢に伴うもの：閉経後のエストロゲンの分泌減少，カルシウム摂取の不足，運動不足 ●不動や廃用によるもの：臥床安静，骨折後，麻痺など ●内分泌異常によるもの：副甲状腺機能亢進症，クッシング症候群，甲状腺機能亢進症，性腺機能不全など ●栄養異常によるもの：胃切除後，神経性欲不振症，吸収不良症候群，ビタミンC欠乏症，ビタミンAまたはD過剰症 ●薬物によるもの：ステロイド薬，抗けいれん薬，ワーファリン，性ホルモン低下療法治療薬，SSRI，メトトレキサート，ヘパリンなど ●その他：糖尿病，関節リウマチ，アルコール多飲（依存症），慢性腎臓病（CKD），肺疾患など 正常海綿骨 　骨粗鬆症海綿骨 骨梁は厚く，　　　骨梁は薄く， 骨梁の間隔は狭い　骨梁の間隔が広がる 〈症状〉 ●骨粗鬆症のみでは無症状 ●骨折が生じると骨折部の痛み，腫れなど	〈治療〉 ●急性疼痛がある場合：安静療法，コルセット装着，理学療法など ●薬物療法：カルシウム薬，女性ホルモン薬，選択的女性ホルモン受容体モジュレーター，ビタミンD製剤，ビスホスホネート薬，カルシトニン製剤，副甲状腺ホルモン薬，デノスマブ ●運動は，骨密度の上昇効果，骨折の抑制効果がある 〈ケアのポイント〉 ●予防策が実施されているか確認する 　・適正体重の維持とやせの防止 　・禁煙 　・適正な飲酒 　・日光浴 　・カルシウムを多く含む食品の摂取 ●ほうれん草，食物繊維，加工食品に含まれているリンなどはカルシウム阻害食品であり注意が必要 ●専門家が管理する運動プログラム（歩行や太極拳などの軽い動的荷重運動，ジョギング，ダンス，ジャンプなどの強い動的荷重運動）が行われている場合は，実行されているか確認する ●ウォーキングが推奨されているので，行われているか確認する

3. 関節リウマチ

●関節リウマチは，免疫機構の異常により，関節の滑膜（関節の袋の内側を覆う薄い膜）が異常増殖し，関節内に炎症（有害刺激に対する生体の防衛反応）が生じて，徐々に軟骨・骨・腱などの関節周囲の組織を破壊し関節の変形を来します．

●炎症によって生まれた炎症性サイトカイン（炎症反応を促す化学物質）が，さらに炎症や関節破壊を促進し，疼痛や機能障害を来す全身性の慢性の炎症性疾患です．

症状	治療・ケアのポイント
〈関節症状〉 ●手足の指の関節の痛み・腫れ（左右対称に出現することが多い） ●朝のこわばり（起床時の手指のこわばり） ●膝，肘，肩，足首，頸椎などの痛み・腫れ ●関節の変形 ●関節拘縮，関節強直 〈関節外症状〉 ●全身症状：全身のだるさ，食欲不振，発熱，筋力低下，貧血 ●肺病変：肺線維症，間質性肺炎，胸膜炎 ●皮膚病変：皮下結節，皮膚潰瘍 ●その他：強膜炎，血管病変，末梢神経病変	〈治療〉 ●薬物療法：抗リウマチ薬，非ステロイド性抗炎症薬，ステロイド薬，生物学的製剤 ●手術療法：滑膜切除，人工関節置換術 〈ケアのポイント〉 ●禁煙（喫煙は関節リウマチの活動性を高める） ●バランスのよい食生活（カルシウムやビタミンDなどを多く含む食材） ●感染症への注意 ●睡眠・休養（疲労やストレスは症状を悪化させる） ●運動（筋力低下の予防，関節機能の維持のためリウマチ体操など） ●関節に負担をかけない洋式の生活様式 ●処方薬が正しく服用されているか確認する（飲み忘れ，飲み過ぎに注意） ●自助具・装具の活用を勧める

4. 変形性関節症

●変形性関節症は，さまざまな原因によって関節軟骨がすり減り，痛みや腫れ，関節のこわばりが生じた状態です．

●変形性関節症の原因には，加齢による変化（退行性変化），外傷，重労働などの負荷，体重増加による荷重，関節の不安定性，感染症による炎症などがあげられます．

●膝関節，股関節など荷重の大きい関節に起こることが多く，脊椎，肘関節，足関節にも生じます．

疾患	症状・治療	ケアのポイント
変形性脊椎症	〈症状〉 ●頸部・背部痛，肩こり，腰部痛，手・腕・下肢のしびれ，可動域制限ど 〈治療〉 ●ストレッチ・保存治療：消炎鎮静薬，装具療法，物理療法，筋力トレーニング，ストレッチ	〈ケアのポイント〉 ●腹筋強化訓練 ●体重コントロール ●背骨に過度な負担をかけない姿勢・動作を伝える
変形性股関節症	〈症状〉 ●股関節痛，可動域制限，特徴的な歩き方（トレンデレンブルグ歩行，デュシェンヌ歩行）	〈ケアのポイント〉 ●ストレッチ ●体重コントロール ●血行をよくする

	〈治療〉 ●保存治療：消炎鎮静薬，装具療法，物理療法，筋力トレーニング，ストレッチ ●手術：骨切り術，人工股関節置換術 ●保存治療：関節注射，装具療法，物理療法，筋力トレーニング，ストレッチ	●洋式の生活様式への改造 ●歩行補助具の使用・関節に過度な負荷を避ける ●痛みの増強時は安静にする ●長距離歩行や，階段昇降などは避ける
変形性膝関節症	〈症状〉 ●運動開始時に膝関節周囲の痛み，進行すると安静時にも痛み，歩行困難，関節運動時の雑音，関節液貯留 〈治療〉 ●手術：デブリードマン，骨切り術，人工膝関節置換術	〈ケアのポイント〉 ●変形性股関節症参照

COLUMN

ロコモティブシンドローム

　ロコモティブシンドローム（通称：ロコモ）とは，加齢に伴って筋力が低下したり，関節や脊椎の病気，骨粗鬆症などにより運動機能が衰えたりして，要介護や寝たきりになってしまうリスクの高い状態を言います。

　ロコモティブシンドロームは，運動器症候群とも言い，平成19年に日本整形外科学会が提唱した言葉です。

　ロコモティブシンドロームの予防は，健康寿命の延長，介護予防につながる重要な課題です。

ロコモのセルフチェック

●ロコチェック7項目：
　①片脚立ちで靴下が履けない。
　②家の中でつまずいたり滑ったりする。
　③階段を上るのに手すりが必要である。
　④横断歩道を青信号で渡りきれない。
　⑤15分くらい続けて歩けない。
　⑥2kg程度の買い物をして持ちかえるのが困難である。
　⑦家のやや重い仕事が困難である。
●ロコチェックの項目のうち1つでも当てはまればロコモの可能性があるとされています。ロコモが心配されれば，ロコトレ（ロコモーショントレーニング）を始めることが推奨されています。

ロコモの予防・ロコトレ

●ロコトレは2つの運動（「片脚立ち」と「スクワット」）が推奨されています。
●片脚立ちは，バランス能力をつけるトレーニングで，左右とも1分間で1セット，1日3セット行うことが推奨されています。
●スクワットは，下肢の筋力をつけるトレーニングです。5〜6回で1セット，1日3セット行うことが推奨されています。

ロコモとフレイル

●高齢者の予備力が低下し，要介護の前段階に至った状態をフレイルと言います。
●フレイルの要因には身体的，精神・心理的，社会的の3つの側面があり，それぞれの要因によるフレイルを，身体的フレイル，精神神経的フレイル，社会的フレイルと呼びます。
●身体的フレイルは，ロコモティブシンドロームであり，精神神経的フレイルは物忘れや軽度認知障害，社会的フレイルは外出減少，閉じこもりを指します。
●身体的フレイルによって歩行機能が低下することによって，社会参加に支障を来すことになります。

拘縮のある高齢者のケアのポイントは何，なぜそうするの

 拘縮とは，関節が固まり，関節可動域が制限された状態です．拘縮のある利用者のケアでは，①強引に関節を動かさない，②声かけをする，③触れる位置に気をつける，④同じ姿勢を長く続けないことがポイントです．

　拘縮とは，関節周囲の軟部組織（骨以外の組織，筋肉，腱，靱帯，関節包，皮膚など）が，元の形に戻らないような変化（器質的変化）をして，関節可動域（ROM）制限が生じた状態をいいます．

1. 拘縮のメカニズム・原因

● 拘縮は，関節の動きの減少によって，軟部組

織が縮み，糸のような組織になった（線維化）状態です．その結果，軟部組織の伸び縮みする能力が失われ，関節が固定されてしまって一定方向に制限されることになります（関節可動域制限）．

● 関節可動域とは，関節が最大に動くことができる範囲のことで，関節可動域制限があると，日常生活活動が制限され，動くのが困難になっ

関節の構造

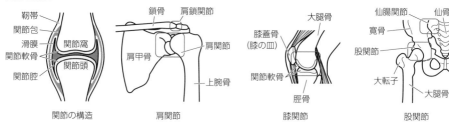

関節の構造	肩関節	膝関節	股関節

拘縮によって生じる生活課題

部位	状態	生じる生活課題
手指	手首が内側に曲がり，手指の可動域が制限される	● 物をつかむなどの作業がしづらい ● 爪が手のひらに食い込み，傷ついたり痛みが生じたりする
肩・肘	肩関節まわりの筋肉や腱が癒着して，肩関節・肘関節の可動域が制限される	● 腕が上がらなくなり，衣服の着脱や食事などの動作がしづらくなる
下肢（股・膝・足首）	股関節の可動域制限	● 歩行しづらくなる ● 転倒のリスクが高まる ● 衣類やおむつの着脱，入浴がしづらくなる
	膝関節の可動域制限	● 歩行しづらくなる ● 転倒のリスクが高まる・立つ，座る，歩くなどの基本動作が難しくなる ● 靴や靴下の着脱がしづらくなる
	足首の関節可動域制限	● 歩行しづらくなる ● 転倒のリスクが高まる ● 尖足になりやすくなる

てさらに関節の不動が生じるという悪循環に陥ります.

●廃用症候群，麻痺，疼痛，浮腫，長期のギプス固定，長期臥床など関節の不動につながるものが，拘縮の原因となります.

2. 拘縮の予防

●関節可動域訓練（ROMエクササイズ）：関節周辺の筋肉を，他動的・自動的に繰り返し動かすことで，筋肉内の血行促進や筋力増強が図られ，可動域の維持，症状緩和につながります.

●動作練習：日常生活の中で各関節を動かすことができる動作を練習します．例えば，手首などの関節を痛みのない範囲でゆっくりと動かしたり，立ったり座ったりするなどの日常動作を

拘縮が起こりやすい部位

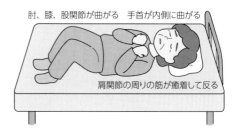

肘、膝、股関節が曲がる　手首が内側に曲がる

肩関節の周りの筋が癒着して反る

意識して行います.

●ポジショニング：臥床状態が続いている利用者の場合，クッションを頭部，胸部，大腿，下腿の下などに入れたり，体位を変えたりして，姿勢を安定させて，体圧が分散されるようにポジションを作ることです.

拘縮の予防

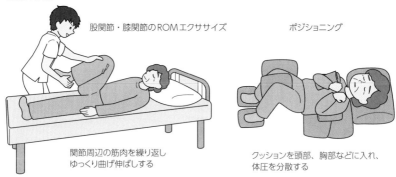

股関節・膝関節のROMエクササイズ

関節周辺の筋肉を繰り返し
ゆっくり曲げ伸ばしする

ポジショニング

クッションを頭部、胸部などに入れ、
体圧を分散する

┌ ケアのポイント ┐

●強引に関節を動かさない：拘縮のために動かしづらいからといって，強引に押したり引っ張ったり，強く握ったりしないで，力をかけずにゆっくりとやさしく動かします.

●声かけをする：目を合わせ，「今から少し足を動かしますね」など触れる場所と，「足を外側に開きますね」など次に行う動作を伝え，状況が伝わるように声をかけながら，緊張を緩和します.

●触れる位置に気をつける：拘縮のある部位を持つ際は，上からではなく下から支えるようにします．その際，手のひらや前腕全体などを使い，できるだけ広い面積で支えると安定感が増します.

●同じ姿勢を長く続けない：同じ姿勢を長時間続けると，同じ部位に負荷がかかり，褥瘡ができやすくなります．クッションやエアマットレスなどを活用して体圧を分散したり，体位変換を行ったりします.

Q 感覚障害のある高齢者のケアのポイントは何，なぜそうするの

A 感覚器の疾患は，生命の維持，コミュニケーション，QOLに大きく影響します．感覚器に障害のある高齢者の生活のしづらさを理解し，生活課題に何があるか，事故・危険をどう防止するかの視点が必要です．

視覚，聴覚・平衡感覚，嗅覚，味覚などの感覚器は，生命の維持，コミュニケーション，QOL向上に不可欠のものです．

1. 視覚障害

●視覚障害は，視力をほとんど活用できない「盲（もう）」と視力を活用できる「弱視」に大別されますが，見えにくいために日常生活に支障を来している弱視をロービジョン（後述）と言います．

●ロービジョンの原因疾患は上位から緑内障，糖尿病網膜症，網膜色素変性症，黄斑変性症で，加齢と関係が深く，ロービジョンの高齢者の見え

づらい日常生活をどう支えるか，見えづらいために起こる危険・事故をどう防ぐかが重要です．

●高齢者の見えづらい生活では，買い物，転倒防止，投薬管理などが重要な生活課題となります．

●視覚障害を生じる疾患は，初期では自覚症状が少ないことが多く，放置すると重大な結果を招きます．利用者に見え方の異常や目の症状を聞き，異変を感じたら眼科受診を勧め，それによって早期発見・早期治療につなげていくことも必要です．

疾患	病態・原因・症状	治療・ケアのポイント
白内障 （はくないしょう）	〈病態・原因〉 ●病態：水晶体の混濁によって生じる視覚の障害 ●原因：加齢による水晶体の成分の変化，紫外線，喫煙，糖尿病，アトピー性皮膚炎，薬物（副腎皮質ステロイド，向精神薬など） 〈症状〉 ●眼がかすむ ●眼がぼやける ●光がまぶしい ●物がいくつにも見える ●茶色，黄色のサングラスをかけているような感じ	〈治療〉 ●手術：超音波乳化吸引および眼内レンズ（IOL）挿入術 ●白内障は再発しない 〈ケアのポイント〉 ●生活習慣病の予防：バランスのとれた食事，身体活動，禁煙，節酒など・薬物治療：点眼薬（カタリン®，カリーユニ®，タオチン®） ●手術を受けている高齢者で白内障症状が出たら，後発白内障の可能性があるので眼科受診
緑内障 （りょくないしょう）	〈病態・原因〉 ●眼圧（眼の硬さ）が上昇することにより，目と脳をつなぐ視神経が圧迫され，視野（じや）（見える範囲）が狭くなる疾患．放置すると失明する ●目の中の液体（房水）（ぼうすい）は，隅角（ぐうかく）という部分から目の外へ流れ，この房水の流れによって眼圧は調整されている	〈治療〉 ●薬物療法：点眼薬，内服薬，注射薬 ●レーザー治療：レーザー虹彩切開術，レーザー線維柱帯形成術 ●手術：線維柱帯切除術，線維柱帯切開術，隅角癒着解離術

	● 正常眼圧緑内障：眼圧は正常範囲. 視神経の血液循環の停滞や遺伝的要因, 免疫などさまざまな原因が関与 〈症状〉 ● 視野が狭くなる ● 見えない部分 (暗点) が出現する ● 急性緑内障発作 (急激な眼圧上昇)：目の痛み, 目のかすみ, 充血, 頭痛, 嘔気・嘔吐など	〈ケアのポイント〉 ● 規則正しい生活 ● 眼圧を上げないような生活：肉体的・精神的な過度の疲労, アルコール・水分・カフェインの過剰摂取などは避ける ● 禁煙 ● 定期的な眼科健診 ● 医師の指示に従った点眼 ● 点眼を継続するような精神的励まし
	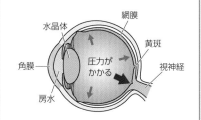	
か れいおうはん **加齢黄斑** **へんせいしょう** **変性 症**	〈病態・原因〉 ● 目の中のカメラのフィルムにあたる網膜の中心部分 (黄斑) が老化によって変化して, 視力が低下する ● 原因：加齢, 紫外線への曝露, 喫煙, 遺伝, 生活習慣 〈症状〉 ● 歪んで見える ● 中心が黒く見える ● 視力低下	〈治療〉 ● 薬物療法：血管内皮増殖因子 (VEGF) 阻害薬 ● 光線力学的療法 ● レーザー光凝固 〈ケアのポイント〉 ● 禁煙 ● 紫外線からの保護 ● 食事のバランス, 緑黄色野菜 ● 適度な運動 ● 定期的な眼科検診

2. 聴覚障害

● 高齢者の聴覚障害は, コミュニケーション不足を生じるため, 口話, 筆談, 手話, 指文字などのコミュニケーション手段を工夫する必要があります.

● コミュニケーション不足や孤立感はうつ病を, 刺激不足は認知症を発症する危険性もあります.

疾患	病態・原因・症状	治療・ケアのポイント
加齢性難聴	〈病態・原因〉 ● 音を電気信号に変える内耳の感覚細胞が加齢とともに減少するため生じる ● 加齢性難聴は感音難聴である 〈症状〉 ● 臨床的特徴：①高音域が聞こえにくい, ②言葉は聞こえても聞き分けられない, ③会話が早いと理解できない, ④周囲に雑音があると聞こえにくい, ⑤両耳ほぼ同程度に進行する	〈治療〉 ● 補聴器の使用 ● 聴覚リハビリテーション：補聴器を使い続け, 難聴になってしまった脳をトレーニングして音に慣れさせる 〈ケアのポイント〉 ● 悪化させる要因の除去：糖尿病, 高血圧, 脂質異常症など生活習慣病の予防 ● 禁煙 ● 節酒

		● 過度の騒音を避ける
		● 口話：口型がはっきりわかるように，ゆっくりと話す
		● 筆談：書いて意志を伝える
耳垢栓塞 （じこうせんそく）	〈病態・原因〉 ● 耳垢が外耳道 (耳の入り口から鼓膜までの部分) に栓をしたようにたまってしまった状態 ● 外耳道には耳垢を外へ押し出す自浄作用があるが，加齢によって自浄作用が低下し，高齢者の1割弱に認められるという報告がある ● 難聴は認知症の危険因子の1つである 〈症状〉 ● 耳の詰まった感じ，耳のかゆみ，違和感，難聴，耳鳴，外耳炎	〈治療〉 ● 耳垢を柔らかくする薬やオイルをさして，取り除く
		〈ケアのポイント〉 ● 耳掃除：耳掃除を正しい方法で行わないと，耳垢を耳の奥に押し込んでしまう ● 利用者・家族に正しい耳掃除を伝える ● 耳掃除で異常を感じたら耳鼻咽喉科受診を勧める ● 耳垢栓塞の除去を除く，耳垢の除去は，介護職に認められている

3. 平衡感覚障害

● 平衡感覚（へいこうかんかく）は，内耳（ないじ）が司（つかさど）っています．内耳は，中耳の奥の部分で，聴覚に関わる蝸牛（かぎゅう）と平衡感覚を司る前庭（ぜんてい）と三半規管（さんはんきかん） (外側半規管，前半規管，後半規管の総称) から成り，これらの中にはリンパ液が入っています．半規管は，頭が回転するときの方向と速さを感知する役割を果たしています．

● 加齢に伴って内耳の平衡感覚の機能も低下します．体の各部位の位置関係や回転などの調節機能も低下するので，めまいを起こしやすくなります．

● 平衡感覚が低下すると，姿勢の保持が難しくなったり，バランスを崩しやすくなったりして，転倒しやすくなります．

● 平衡感覚障害を生じる高齢者に多い疾患には，良性発作性頭位めまい症とメニエール病があります．

疾患	病態・原因・症状	治療・ケアのポイント
良性発作性頭位めまい症 （りょうせいほっさせいとういめまいしょう）	〈病態・原因〉 ● 起き上がる，寝返りを打つ，急に振り返るなど，特定の頭位をしたときにめまいを生じる疾患 ● 身体の傾きを伝える耳石が三半規管に入り込み，リンパ液の流れが乱されることから起こる 〈症状〉 ● 回転性めまい (目が回っているように感じるめまい)，動揺性めまい (ふわふわと揺れているように感じるめまい) が生じる ● めまいは10秒～数分ほどで自然におさまるが，その後頭を動かすと再びめまいが繰り返し出現する	〈治療〉 ● 耳石置換法（じせきちかんほう）：めまい体操で耳石を外に出す ● 薬物療法：抗めまい薬，制吐薬など ● 手術：半規管遮断術 〈ケアのポイント〉 ● 日常の体調管理：バランスのとれた食事，適度な運動・ストレッチ，気分転換，十分な睡眠 ● めまい時は座位か臥位になり転倒防止 ● 頭を動かすときは，ゆっくりと行う

メニエール病	〈病態・原因〉	〈治療〉
	● 激しい回転性のめまいとともに耳鳴りや難聴，耳閉塞感(耳がふさがった感じ)を繰り返す疾患 ● 内耳を満たしているリンパ液が過剰にたまる内耳リンパ水腫が原因で起こる ● 疲労，ストレス，睡眠不足が誘因となる 〈症状〉 ● 嘔気・嘔吐，冷や汗，頻脈などを伴うことも多い ● めまい発作は数分でおさまることもあれば，数時間続くこともある	● 薬物療法：鎮暈薬(抗めまい薬)，制吐薬，ステロイド薬，抗不安薬，利尿薬，内耳循環改善薬，自律神経調整薬 ● 手術：内リンパ液を減らす手術，前庭神経を切除する手術 〈ケアのポイント〉 ● めまい発作時は臥位で安静を保つ ● 過労や睡眠不足を避ける ● 日常の体調管理：バランスのとれた食事，適度な運動・ストレッチ，気分転換，十分な睡眠

4. 嗅覚・味覚障害

● 嗅覚・味覚は，危険物を察知する，食べる楽しみを支えるというQOLの維持に欠かせないものです．

● 嗅覚障害は，パーキンソン病や認知症などの神経変性疾患，ウイルス感染症の早期症状として報告されています．

● 嗅覚・味覚の低下は，食欲不振を招き，栄養不足になったり，味付けが濃くなって塩分や糖分過多になったりすることにつながります．

	嗅覚障害	味覚障害
機序	● 鼻腔の奥の嗅粘膜でにおい分子を感知する嗅細胞の変性や脱落，新生能力の低下 ● ウイルスによる嗅細胞の損傷	● 舌の後方表面にある味を感じる味蕾の細胞数の減少，唾液分泌量の減少，嗅覚・視覚などの低下 ● 加齢による味蕾細胞の新生能力の低下
原因	● 加齢 ● 喫煙 ● 副鼻腔炎 ● アレルギー性鼻炎 ● ウイルス感染 ● 認知症 ● 生活習慣病	● 加齢 ● 亜鉛・鉄分・ビタミンB_{12}不足 ● 嗅覚障害 ● 口内炎，舌炎，口腔カンジダ症，ドライマウス ● 水分不足 ● 薬剤副作用・放射線治療
予防・治療	● 副鼻腔疾患の治療 ● 嗅覚トレーニング：朝晩にレモンなどのにおいのエキスを数十秒ずつ嗅ぐ ● 禁煙 ● 生活習慣病の改善 ● 運動	● 唾液腺マッサージ：耳下腺，顎下腺，舌下腺をもむ(30頁参照) ● うがい
ケアのポイント	● 腐敗した食品を食べてしまうのを防ぐために賞味期限を厳守する ● 対応が遅れがちになるガス漏れや火事を起こさないようセンサーを取り付ける ● 電磁調理器を使用する ● 塩分・糖分過多になる危険もあるので，家族に味を確認してもらう	● 口腔ケア：毛の柔らかい歯ブラシで，舌や歯，歯茎への優しいブラッシング ● 食事の工夫：違うタイプのだしを追加する，酸味を加える，コク味を加える，味を感じやすい温度にする，カレーライス，丼物など食べやすいものにする ● 亜鉛・鉄分の多い食品を工夫する

ロービジョンケアって何，どう進めるの

A ロービジョンとは，視覚障害のために日常生活に不自由のある状態を総称していて，「低視力」や「低視覚」と訳されます．ロービジョンケアは，さまざまな面から多職種が連携して進められます．

WHOは，矯正視力0.05以上0.3未満をロービジョンと定義していますが，わが国では視力の数値だけでなく，視覚障害のために日常生活に不自由のある状態をロービジョンと総称しています．

ロービジョンの原因となる主な疾患には，緑内障，網膜色素変性症，糖尿病網膜症，加齢黄斑変性，網膜剥離などがあります．

ロービジョンの症状

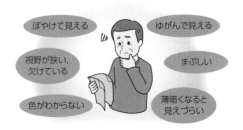

ぼやけて見える

ゆがんで見える

視野が狭い，欠けている

まぶしい

色がわからない

薄暗くなると見えづらい

1. ロービジョンの症状

●見えにくさの症状は複雑で，その人によって表現がさまざまであるので，見えにくさの性質や，日常生活や社会生活に支障を起こす状況などを聞くことが重要です．

●主な見えにくさの表現には，ぼやけて見える，ゆがんで見える，視野が狭い，視野が欠けている，まぶしさを感じる，色がわからない，薄暗くなると見えづらいなどがあります．

2. ロービジョンケア

●ロービジョンの人に対してさまざまな面から行われる支援を総称して，ロービジョンケアと

言います．

●ロービジョンケアは，医療的・教育的・職業的・社会的・福祉的・心理的な支援を包括的に行うことが必要であり，眼科医，視能訓練士，看護師，教育・福祉・介護，補助具などの販売店など，多分野の連携が必要とされます．

●視覚を補助する補助具には，さまざまなものがあり，その人に合った補助具が選択されます．

●視覚以外の感覚を活用するために音声機器・解読機器を用いたり，情報入手手段を確保するためにラジオ，パソコン，AI器具などを用いたりします．

┌ ケアのポイント

●ロービジョンの利用者の生活支援では，環境整備（照明の調整やコントラストの強調など），生活訓練や社会資源などの利用を勧めます．

●ロービジョンの利用者とのコミュニケーションでは，その人の名前を呼んでから自分の名前を言い，用件を話します．言葉をかける前に体に触れると利用者を驚かせることになるので避

けます．

●場所や物の位置を示す場合は，「Aさんの右側に〜」「Aさんの左側に〜」など具体的に伝えます．時計の文字版の位置で「12時の方向」「3時の方向」のようにクロックポジションを使用することも効果的です．

皮膚疾患のある高齢者のケアのポイントは何，なぜそうするの

 A　かゆみや発疹などの皮膚トラブルは，生活リズムを乱れさせ，QOLを著しく低下させます．皮膚のバリア機能が低下すると感染症も生じやすくなります．疾患の悪化予防，安楽な生活の維持が重要です．

●皮膚疾患は，かゆみや発疹，痛みを伴うことが多く，精神的ストレスになるだけでなく，睡眠などの日常生活に支障を来しQOLを著しく低下させます．

●皮膚トラブルによって生活リズムが乱れると，抵抗力が弱まり，さらに皮膚のバリア機能

は低下して，炎症の悪化・拡大や新たに感染症を引き起こすといった悪循環が生じます．

●高齢者に多い皮膚疾患には，老人性乾皮症，皮膚掻痒症，疥癬，白癬，蜂窩織炎，帯状疱疹，失禁関連皮膚炎，褥瘡，皮膚腫瘍（悪性黒色腫）があります．

かゆみの悪循環

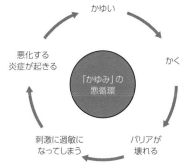

皮膚の構造

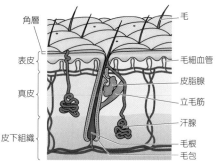

疾患	病態・原因・症状	治療・ケアのポイント
老人性乾皮症	〈病態・原因〉 ●加齢により皮膚の保湿成分（皮脂膜，セラミドなど）の分泌が低下し，角質の水分が減少することでかさついた乾燥肌（ドライスキン）になる ●要因には，外気の湿度，皮膚からの水分蒸発・発汗，暖房による室内の乾燥，入浴時の洗いすぎなどがある 〈症状〉 ●ドライスキン ●皮膚の浅い亀裂 ●白いふけのような鱗屑 ●掻痒（かゆみ） ●発疹 ●夏季に軽快，冬季に増悪	〈治療〉 ●保湿剤 ●ステロイド外用剤 〈ケアのポイント〉 ●室内の乾燥を避ける：過度の暖房を避け，加湿器を用いる ●皮膚の乾燥を避ける：熱すぎる風呂や長湯，ナイロンタワシでのゴシゴシ洗いを避け，石けんで洗いすぎない ●化学繊維やウールなどチクチクした洋服を避け，下着は木綿などの刺激の少ないものを選ぶ ●ビタミンAや，良質な脂質を含む食品をとる ●保湿剤は，入浴直後皮膚が濡れているうちに塗布するのが有効 ●電気毛布は，皮膚を乾燥させるので長時間の使用を避ける

皮膚掻痒症 (ひ ふ そうようしょう)	〈病態・原因〉 ●皮膚に発疹などの病変がないにもかかわらずかゆみを訴える疾患 ●全身にかゆみを生じる汎発性皮膚掻痒症と、外陰部や肛門周囲、頭部など限られた部位にかゆみを生じる限局性皮膚掻痒症に分けられる ●要因は、ドライスキン、服薬している薬剤（オピオイド、消炎鎮痛薬、化学療法薬、心血管作動薬など）、基礎疾患（腎疾患、肝疾患、血液疾患など）などさまざまである ●かゆみが発症するメカニズムはいまだ十分に解明されていない 〈症状〉 ●汎発性あるいは限局性のかゆみ ●内臓異常に由来するかゆみの場合、ドライスキンを伴っていることが多い	〈治療〉 ●保湿剤 ●抗ヒスタミン薬 ●鎮痒性外用薬 ●漢方薬 〈ケアのポイント〉 ●老人性乾皮症参照
疥癬 (かいせん)	〈病態・原因〉 ●ヒゼンダニ（疥癬ダニ）が皮膚に寄生することによる感染症 ●感染経路は、性行為や病院、高齢者施設、養護施設などの集団生活における肌と肌の直接接触感染。まれに寝具、衣類などを介した間接感染もある 〈症状〉 ●通常疥癬と、感染力の強い角化型疥癬（ノルウェー疥癬）のタイプがある ●通常疥癬：疥癬トンネル（メス成虫が産卵しながら掘り進む皮膚角質層のトンネル。白い線状皮疹が、手首の屈側、手掌尺側、指、肘、アキレス腱部などに生じる） ●激しいかゆみ、丘疹、小水疱、痂皮、小結節など ●角化型疥癬：灰白色〜淡黄白色の発疹が生じ、肥厚した角質と痂皮に覆われ、亀裂も生じる。患者から剥離した鱗屑や痂皮に多数のヒゼンダニがついているので、集団発生の感染源になる（口絵参照）	〈治療〉 ●イベルメクチン内服 ●抗ダニ薬剤（フェノトリン、イオウ剤）の塗布 〈通常疥癬の感染対策〉 ●感染者の発見 ●隔離の必要はない ●感染機会があった利用者・スタッフおよび家族の検査・予防的治療 ●介護者は手袋・ガウン着用 ●ヒゼンダニは熱や乾燥に弱いため、布団は天日干しして、シーツなどはアイロンをかけ、清潔にする 〈角化型疥癬の感染対策〉 ●感染者の発見・隔離 ●介護者は手袋・ガウン着用 ●隔離室の壁、床、カーテンなどは殺虫剤処置 ●洗濯物の熱処理（熱乾燥車や熱湯） ●熱処理できないものは殺虫剤散布 ●角化型疥癬患者の使用していた部屋、ベッド、寝具類は2週間の接触を絶つ
白癬 (はくせん)	〈病態・原因〉 ●皮膚糸状菌という真菌によって生ずる感染症 ●白癬菌はケラチン（毛髪や皮膚、爪の主成分であるタンパク質）を栄養源にするため、ケラチンが多く存在する部位であればどこにでも感染する：足白癬（俗称：水虫）、股部白癬（俗称：インキンタムシ）、頭部白癬（俗称：シラクモ）、顔面白癬（俗称：ハタケ）、爪白癬、手白癬、体部白癬（俗称：ゼニタムシ）など ●最も頻度が高い足白癬は、家庭・施設内の足ふきマットやスリッパなどの共用で感染する	〈治療〉 ●抗真菌薬の塗布 ●角層がかなり厚くなっている角質増殖型の足白癬や白癬菌が髪の毛や爪に寄生している場合、イトラコナゾールとラミシールの内服 ●フットケア

	●高齢者の中でも，糖尿病患者や透析患者，免疫抑制薬服用患者は足白癬や爪白癬のリスクが高くなる 〈症状〉 ●足白癬：足裏に小さな水疱ができる，足指の間や足裏の皮が剥ける，足指の間が白くふやける，足裏全体がヒビ，アカギレのように硬くなる ●爪白癬：爪が白色～黄色に濁って，厚くなる．厚くなった爪が変形して周囲の皮膚に食い込んだり，圧迫したりして爪床を傷つけることがある ●足白癬で亀裂が生じたり，爪白癬が爪床を傷つけたりすると細菌感染から潰瘍や壊疽を起こす危険性もあるので，注意が必要	〈ケアのポイント〉 ●足潰瘍・壊疽の徴候がないか観察する ●足の保清が保たれているか確認する：洗浄剤や泡石鹸の使用 ●足の保湿が保たれているか確認する：保湿ジェル，ヘパリン類似物質ローション，ワセリンなどを使って，爪の部分も含め足全体を保湿する ●爪の長さや肥厚を整える
蜂窩織炎 <small>ほう か しきえん</small>	〈病態・原因〉 ●蜂窩織炎（蜂巣炎ともいう）は，皮膚の深部から皮下脂肪にかけて，細菌が入り込んで，感染する皮膚の感染症である．原因となる細菌は，ブドウ球菌とレンサ球菌が多い ●皮膚深部の感染であるため，人から人への感染はない ●要因は，①ひっかき傷や小さな刺し傷などの軽微な外傷，②やけどなどの熱傷，③水虫などの感染症，④アトピーや湿疹などによる皮膚の脆弱化，⑤水虫や手術痕，⑥免疫力の低下などである 〈症状〉 ●皮膚が赤く腫れて熱を帯びる ●患部を触ると痛みを感じる ●発熱，悪寒・戦慄，関節痛，倦怠感などの全身症状が出ることもある	〈治療〉 ●抗菌薬治療 〈予防・ケアのポイント〉 ●皮膚を清潔に保ち，皮膚バリアを保つ ●細菌を寄せ付けないために，手洗いやアルコール消毒を徹底する ●アトピーなど皮膚疾患がある場合は，治療しておく
帯状疱疹 <small>たいじょうほうしん</small>	〈病態・原因〉 ●過去の水痘─帯状疱疹ウイルス感染による水痘罹患後，後根神経節（脊椎から皮膚に向かって伸びる神経の，脊髄の背根にある神経節）に潜伏していたウイルスが，何らかの要因で再活性化されて発症する疾患である ●要因は，加齢や過労，ストレス，病気の合併症，手術，放射線治療などによる免疫力の低下である ●再活性化したウイルスは，後根神経節の中で増殖し，知覚神経を通って表皮へ移動し，表皮細胞の中で増殖を繰り返す	〈治療〉 ●抗ヘルペスウイルス薬の内服・点滴 ●その他：鎮痛薬，ビタミンB_{12}，抗うつ薬，抗けいれん薬，非ステロイド性抗炎症薬，アセトアミノフェン

	〈症状〉	〈ケアのポイント〉
	● 神経走行に沿った発疹と疼痛 ● 高齢者では，重症化しやすく，数か月から数年単位で続く強い痛みが残ったり（帯状疱疹後神経痛），深刻な皮膚潰瘍を生じたりする ● 帯状疱疹後神経痛では，持続的に焼けるような痛みが生じるほか，感覚鈍麻や，触れるだけで痛みを感じる状態（アロディニア）も見られる	● 体力・免疫力低下の防止：休息，運動，過度な労働を避ける，十分な睡眠，バランスのよい栄養 ● 医師から処方された抗ヘルペスウイルス薬の決められた回数や量を守る ● 痛みの緩和：患部を温める（入浴，カイロや温湿布，蒸しタオルなど） ● 帯状疱疹ワクチン接種
失禁関連皮膚炎 **（IAD）**	〈病態・原因〉 ● 排泄物（尿／便／その両方）が皮膚に接触することで発生する皮膚炎. 湿疹・皮膚炎群（おむつ皮膚炎），アレルギー性接触皮膚炎，物理化学的皮膚障害，皮膚表在性真菌感染症を含む ● 排泄物により皮膚が浸軟し，皮膚のバリア機能が低下して，排泄物に含まれる刺激物質が浸透，炎症が起こり，皮膚炎が生じる 〈症状〉 ● 排泄物が接触する部位に，紅斑やびらん，潰瘍を生じる ● 会陰部，肛門周囲，殿裂，殿部，鼠径部，下腹部，恥骨部に好発する	〈治療〉 ● 便失禁管理：薬剤の管理，栄養の管理，水分の管理 ● 尿失禁管理：排尿パターンの把握，栄養の管理，水分の管理，排尿の管理 〈ケアのポイント〉 ● 皮膚の洗浄：弱酸性の洗浄剤の使用，皮膚をごしごしこすらない ● 皮膚の保湿：保湿剤の使用 ● 皮膚の保護：保護クリーム
悪性黒色腫 <small>あくせいこくしょくしゅ</small>	〈病態・原因〉 ● 皮膚の色素（メラニン）をつくる細胞（メラノサイト）や色素性母斑（ほくろ）の細胞が悪性化した腫瘍 ● ほくろに似た褐色〜黒色の色素斑や腫瘤が，足の裏や手のひら，爪，顔，胸，腹，背中などさまざまな部位に生じる ● 要因は，皮膚への紫外線の曝露，圧迫などの外部からの刺激が関係していると考えられている 〈症状〉 ● 非対称で不規則な形で，境界が不明瞭，やや大きな，表面が隆起している色素斑が生じる ● 腫瘍組織の近くにあるリンパ節への転移が早期より現れる	〈治療〉 ● 手術による切除（病期の進行に応じて病巣切除の範囲が決定される） ● センチネルリンパ節生検でリンパ節への転移の有無を調べる ● 術後補助療法：インターフェロン，分子標的薬，免疫チェックポイント阻害薬による薬物療法 ● 全身化学療法 〈ケアのポイント〉 ● 治療後の定期受診 ● 体表面の病変であることから患者のボディイメージに影響するため精神的ケアが重要 ● 患者を介護する家族支援 ● 日常生活における過度な日焼けの防止 ● 急変時対応できる体制の構築・確保 ● 再発やリンパ節転移がないかセルフチェック：ほくろに変化がないか，皮膚に異常がないか，リンパ節のあるところにしこりがないか，鏡を使った体表面の観察

褥瘡の予防とケアをどう進めるの

A　褥瘡は，組織への血液の供給が不十分な状態から発生するので，血液の供給を阻害する要因を取り除くことが予防の基本です．定期的な体位変換，体圧分散寝具の使用，栄養の改善，スキンケアがケアのポイントとなります．

1. 病態・原因

●褥瘡とは，身体に加わる外力の圧迫部の血流が低下し，この状況が一定時間持続することで組織への血流が阻まれた結果発生し，進行すると皮膚に壊死や潰瘍が生じ，治りにくくなります．

●要因は，自立体動不能，栄養状態不良，皮膚のずれ，局所の不潔・湿潤，薬剤投与などです．

●腰の部分（仙骨部や大転子部），足，踵，肩甲骨や肘の関節など，体重のかかる骨の突出している部位，脂肪や筋肉の薄い部位に好発します．

2. 症状

●初期：皮膚の発赤，紫斑．

●進行期・慢性期：内出血，水疱，びらん，滲出液，皮膚壊死，ポケット（皮下の空洞），細菌感染（膿，高熱）．

●褥瘡を評価するツールとして，日本褥瘡学会が開発した改定DESIGN-R®2020があります．

褥瘡の深さ（D），滲出液（E），大きさ（S），炎症/感染（I），肉芽組織（G），壊死組織（N），ポケット（P）から褥瘡状態を評価します．

3. 治療

●褥瘡の進行や創部の状態に合わせて，以下の治療法が適切に選択されます．

・体圧分散（ポジショニング，体圧分散寝具など）．

・外用剤塗布．

・ドレッシング材貼用．

・デブリードマン（壊死組織の除去）．

・栄養の改善．

エアマットレスの例

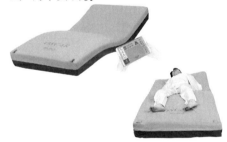

画像提供：株式会社モルテン

┌ケアのポイント

●褥瘡は，初期には，圧迫しても消えない皮膚の赤み（発赤）として観察されるので，好発部位に発赤がないか観察します．

●定期的な体位変換，体圧分散寝具（エアマットレス・ウレタンフォームマットレスなど）の使用，栄養の改善，スキンケア（健康な皮膚を

維持する．洗浄によって汚れを取り除く）によって，褥瘡にならないよう予防策を実行することが大切です．

●褥瘡の好発部位に発赤を発見したら，家族や医療機関に連絡し，今後どのようなケアが必要か指示を受けます．

循環器疾患のある高齢者のケアのポイントは何，なぜそうするの

A 　循環器疾患のある高齢患者は年々増加しています．生活習慣の改善，悪化予防，心不全の重症化予防は重要な社会問題となっています．

　高齢者では，循環器疾患のある人の割合が高く，特に，高血圧，心不全，虚血性心疾患，閉塞性動脈硬化症，心房細動などの不整脈，大動脈弁狭窄症などの弁膜症のある高齢患者は年々増加しています．

　循環器疾患の増加に伴い，心不全が増加しています．心不全は進行性で，致死性の疾患であり，心不全を早期発見し，重症化を防ぐことは1つの社会問題です．さまざまな職種が連携した心不全対策が求められています．

　循環器疾患による活動量の低下や食事制限は，フレイル（虚弱）やサルコペニア（筋力低下）を引き起こす要因となるため，循環器疾患の予防，進行の防止は重要な介護課題です．

心臓の構造

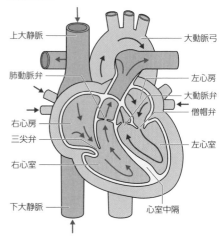

1. 高血圧

●血圧とは，血管を流れる血液が血管の壁に与える圧力です．

●血圧の基準値は，13頁参照．

疾患	病態・原因・症状	治療・ケアのポイント
高血圧	〈病態・原因〉 ●高血圧は，血管への圧力が強くなるため，動脈硬化を生じる ●動脈硬化は，心臓では狭心症や心筋梗塞，心不全など，脳では，脳梗塞，脳出血などの脳血管障害（脳卒中）や認知症になりやすくなる ●原因は，食塩の取り過ぎ，肥満，飲酒，運動不足などである 〈症状〉 ●ほとんどは自覚症状なし ●症状がある場合は，頭痛，めまい，肩こり，動悸など ●重症になると心不全，脳出血やくも膜下出血，腎不全による症状を呈する	〈治療〉 ●薬物療法：利尿薬，血管拡張薬，β遮断薬，アンジオテンシン変換酵素（ACE）阻害薬，アンジオテンシンII受容体拮抗薬（ARB）など 〈ケアのポイント〉 ●減塩食（1日量6g未満） ●適度な運動 ●食事の工夫を勧める：漬け物は控える，新鮮な食材を用いる，具だくさんのみそ汁にする，むやみに調味料を使わない，香辛料，香味野菜や果物の酸味を利用するなど ●医師から処方された薬を正しく服用しているか確認する ●日常生活の注意が励行されているか確認する：減量，規則的生活，精神的ストレスの除去，禁煙など

2. 心血管動脈硬化症

●動脈硬化は，血流を妨げ，重要な臓器に障害を起こします．心臓では狭心症や心筋梗塞になり，足の血管では閉塞性動脈硬化症を生じます．

●血管の老化によって動脈硬化が生じるので，高齢者の宿命ともいえます．しかし狭心症，心筋梗塞，閉塞性動脈硬化症の発症や進行を予防することは可能であり，介護者は禁煙，食生活の改善，運動などを勧めることが重要です．

疾患	病態・原因・症状	治療・ケアのポイント
狭心症	〈病態・原因〉 ●狭心症は動脈硬化などによって心筋に血液を供給する冠動脈が狭くなり，血液の流れが悪くなった状態である ●歩くなどの運動や精神的興奮などを誘因として，「胸が締めつけられる感じ」の胸痛（狭心痛）が生じる．胸痛は，数分以内におさまる ●危険因子は，高血圧，高脂血症，糖尿病，肥満，喫煙，運動不足などである ●誘因は，食事・興奮・寒冷曝露・洗面・入浴・排便などである 〈症状〉 ●突然，心臓のあたりが「締めつけられる」あるいは「圧迫される」ような痛みが起こる ●頸部や背部の痛み，顔面蒼白，冷汗，吐き気などが随伴する	〈治療〉 ●薬物療法：ニトログリセリン，血管拡張薬，β遮断薬，抗血小板薬 ●手術：バルーン冠動脈拡張術，ステント留置術，心臓バイパス術など 〈ケアのポイント〉 ●食事：動物性脂肪を減らし，生野菜を多く，魚や大豆，豆腐などを食べる ●生活習慣の改善：禁煙，節酒，適度な運動，規則正しい生活 ●食事・生活習慣の改善が実行されてるか確認する． ●医師から処方された薬が正しく服用されているか確認する ●発作時の対応を確認しておく
心筋梗塞	〈病態・原因〉 ●心筋梗塞は，冠動脈が血栓（血液の固まり）により完全に詰まって，血流が突然途絶え，その部分の心筋に栄養や酸素が供給されなくなり，心筋細胞が壊死して，心臓の収縮機能を失った状態である ●突然起こる胸部の激しい痛みで発症する．胸痛は15分以上続く ●死に至る合併症として致死性不整脈，心不全，心原性ショック，心破裂がある ●危険因子は，喫煙，高血圧，糖尿病，脂質異常症などである 〈症状〉 ●持続性の胸痛 ●不安感 ●動悸 ●息切れ ●冷汗 ●めまい ●脱力感	〈治療〉 ●薬物療法：血栓形成を防ぐ抗凝固薬・抗血小板薬，血栓を溶かす血栓溶解薬 ●手術：経皮的冠動脈血行再建術（冠動脈の閉塞部位に経皮的に挿入したカテーテルで血栓を吸引し，バルーンまたはステントで血管を拡張する，あるいはローターブレーダーで硬い病変を削り取る），冠動脈大動脈バイパス術 〈ケアのポイント〉 ●食事：動物性脂肪を減らし，生野菜を多く，魚や大豆，豆腐などを食べる ●生活習慣の改善：禁煙，節酒，適度な運動，規則正しい生活 ●食事・生活習慣の改善が実行されてるか確認する． ●医師から処方された薬が正しく服用されているか確認する

閉塞性動脈硬化症	〈病態・原因〉	〈治療〉
	●閉塞性動脈硬化症は，下肢の動脈が硬化して血流が悪くなり，下肢にさまざまな症状を呈する疾患である ●原因は動脈硬化であり，誘因には喫煙，糖尿病，肥満，高血圧，高脂血症などがある 〈症状〉 ●下肢のしびれ・冷感 ●間欠性跛行（かんけつせい は こう）：歩行時に下肢に疼痛やだるさ，こむらがえりがあるが，少し休むと痛みが取れる ●重症になると下肢虚血が進み，安静時の痛み，難治性潰瘍，壊死などを生じる ●壊死が起こると，細菌感染から敗血症を起こすことがある	●薬物療法：抗血小板薬，抗凝固薬，末梢血管拡張薬 ●運動療法：足への血流を増加させる適度な運動 ●手術：動脈バイパス術，血管内治療 ●潰瘍部処置：足浴，洗浄，潰瘍治療の軟膏塗布 〈ケアのポイント〉 ●セルフチェック：足に異常がないか自分で観察する（足脈拍，足・足指の冷感，足・足指の蒼白・チアノーゼ，潰瘍・壊死の有無） ●日常管理：下肢の血流を増加させる体位（正座や足を組む姿勢は控える），運動，禁煙，保温，損傷・感染の予防（手洗い，爪を切る） ●医師から処方された薬が正しく服用されているか確認する

3. 心不全

●心不全とは，静脈から血液を受け取り，動脈に血液を送り出す心臓の働き（ポンプ機能）が低下して，身体各所の血液の流れが滞る状態です．

●高齢者の場合，一度心不全を発症すると安定と増悪を繰り返して起こすことが多く，根治が望めない進行性で，かつ致死性の悪性疾患ともなります．また感染症，脳血管障害，認知症，腎機能障害，運動機能障害などを併発することが多くあります．

疾患	病態・原因・症状	治療・ケアのポイント
心不全	〈病態・原因〉 ●心臓の左側（左心房，左心室）の働きが低下する左心不全と，右側（右心房，右心室）の働きが低下する右心不全，両方の働きが低下する両心不全がある ●左心不全の病態は，肺うっ血と心拍出量低下であり，原因は心筋梗塞，弁膜症，不整脈，心筋症，高血圧などである ●右心不全の病態は，肝・腎・腸管・下肢のうっ血であり，原因は弁膜症，右室梗塞，先天性心疾患，心筋症，慢性閉塞性肺疾患（COPD）などである 〈症状〉 ●左心不全：動悸，だるさ・疲れやすさ，チアノーゼ，動作時の息切れ，呼吸困難，咳や喘鳴など ●右心不全：食欲不振，嘔気・嘔吐，腹水貯留，下腿の浮腫，体重増加など	〈治療〉 ●薬物治療：利尿薬，血管拡張薬，強心薬など ●心不全は，無症状期，初回症状発現期，慢性安定期←→急性増悪期，治療抵抗期と進行するので，症状の程度に応じた適切な心不全治療と再入院予防のための日常管理が重要 ●治療抵抗期には，緩和ケアあるいは終末期ケア．適応があれば心臓移植，補助人工心臓 〈ケアのポイント〉 ●定期受診を勧める ●服薬管理がされているか確認する：処方薬の用法・用量を守る，飲み忘れしない ●増悪予防が守られているか確認する：塩分を控える，水分の取りすぎに注意する，適度な運動を行うなど

呼吸器疾患のある高齢者のケアのポイントは何，なぜ
そうするの

 高齢者では，肺炎，誤嚥性肺炎，慢性閉塞性肺疾患（COPD），肺がんなどの呼吸器疾
患のある方が増加しています．また，細菌やウイルスの感染後に，肺炎を起こすリスクが
高くなります．日頃の食事，運動，感染防止が重要です．

● 高齢者は，呼吸機能が加齢に伴って低下して，呼吸器疾患による呼吸困難が生じやすくなります．

● 細菌やウイルスなどの感染に特に注意が必要であり，感染後に，肺炎を起こすリスクが高くなります．

疾患	病態・原因・症状	治療・ケアのポイント
肺炎	〈病態・原因〉 ● 肺炎とは，病原微生物などによる肺実質（肺胞の中の空気に触れている部分）の炎症（生体の防御反応）である ● 肺炎を起こす病原性微生物には，細菌，インフルエンザウイルス，マイコプラズマ，レジオネラ，ウイルスなどがある ● 感染経路は，感染患者からの飛沫感染と接触感染である 〈症状〉 ● 発熱 ● 悪寒 ● 全身倦怠感 ● 咳，痰 ● 胸痛 ● 呼吸困難など	〈治療〉 ● 安静 ● 脱水予防のための補液 ● 薬物療法：抗菌薬，抗ウイルス薬．原因となる病原微生物が特定されるまで見立てによる治療（エンピリック治療）を行い，原因となる病原微生物が特定されたら原因菌に効く抗菌薬を用いる 〈ケアのポイント〉 ● 処方された抗菌薬や抗ウイルス薬は，しっかり飲み切っているか確認する ● 安静を保ち，十分な休養を取るよう勧める ● 感染によって代謝が亢進しているので，十分な水分・栄養をとるよう勧める ● 利用者・家族の感染予防が励行されているか確認する：手洗い，うがい，マスク着用など ● 飲食の際は，ベッドを起こし，誤嚥を予防することを理解しているか確認する ● 肺炎球菌ワクチンの接種：65歳以上の高齢者に，ワクチンは5年間有効なため，5年ごとに定期接種（無料）が勧められている
誤嚥性肺炎	〈病態・原因〉 ● 誤嚥性肺炎とは，嚥下障害のある人や誤嚥が強く疑われた人に生じた肺炎である ● 高齢者では，喉の機能の低下から嚥下障害を生じさせていること，また，咳反射も低下していて異物を吐き出せないことなどから，誤嚥性肺炎を繰り返しやすくなっている ● 脳卒中，パーキンソン病，認知症，寝たきり状態，胃食道逆流症，口腔内乾燥，睡眠薬の使用，経管栄養の使用などがあると誤嚥性肺炎を起こしやすい	〈治療〉 ● 薬物療法：嚥下機能を改善させる薬物，抗菌薬，鎮静薬・睡眠薬の減量・中止など ● 場合によっては，経口以外の摂取法を選択する：内視鏡的胃瘻造設術

	〈症状〉	〈ケアのポイント〉
	●症状は肺炎に準じる	●口腔ケア：口腔内細菌を減らす
	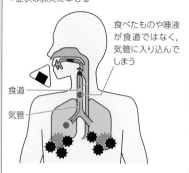	●摂食・嚥下リハビリテーション：食事形態の変更，食事姿勢の改善，発声練習
		●誤嚥予防のための観察を行う：食事中や食後にむせや咳，声のかすれがないか，夜間に咳き込むことはないか
		●誤嚥を予防する姿勢をチェックする：顎を引き，やや前屈みの姿勢にする，足底を床につけ下半身を安定させる，食後すぐに横にならない，寝たきりの場合でも可能なら30度程度頭を上げる
		●嚥下しやすい食事形態の工夫をアドバイスする：ペースト状・ゼリー状・ムース状にする，冷たすぎるもの・熱すぎるものは避ける
		●口腔ケアの状態を確認する：ブラッシングによる口腔内刺激，アイスマッサージ
インフルエンザ	〈病態・原因〉	〈治療薬〉
	●インフルエンザウイルスによる感染症で，感染経路は飛沫感染である	●抗インフルエンザ薬（シンメトレル，アマンタジン塩酸塩，リレンザ，タミフル，ラピアクタ，ゾフルーザなど）
	●高齢者は，発熱などで体力を消耗したり，さらに免疫力が低下していたり，基礎疾患があったりすると，肺炎を併発することが多く，重症化しやすい	〈感染予防〉
	〈症状〉	●飛沫感染予防：マスクとゴーグルまたはフェイスシールド着用，感染者の個室隔離，部屋の換気，外部からウイルスを持ち込まない対策
	●潜伏期間は1～3日で，一般には38℃以上の発熱，頭痛，筋肉痛，関節痛が生じる	●標準予防策：手指衛生（手洗い，アルコール消毒，手袋着用），咳エチケットなど
	●高齢者は典型的な症状や発熱を呈しないことがある	●ワクチン接種：高齢者は1年に1回接種
	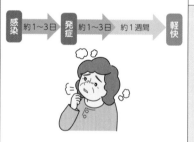	〈ケアのポイント〉
		●感染に対する免疫力をつけるため，バランスのよい食事，規則正しい生活，適度な運動を心掛ける
		●毎食後，寝る前に歯磨きをする
		●感染者本人の安静，栄養・水分補給を図る
		●利用者と接する介護スタッフや医療スタッフ，家族は，手指衛生（手洗い，アルコール消毒）を徹底する
		●部屋の換気に気をつける
		●部屋の湿度は50～60%を保つ
慢性閉塞性肺疾患（COPD）	〈病態・原因〉	〈治療〉
	●タバコの煙を主とする有害物質を長期に吸入曝露することで生じた肺の炎症性疾患	●進行に合わせて，段階的に治療法が選択される
	●呼吸機能検査で，気流が閉塞した状態を示すが，この状態は正常に戻ることがなく進行性である	●禁煙・インフルエンザワクチン接種・全身併存症の診断と呼吸リハビリテーション（患者教育・運動療法・栄養管理）は，全段階で継続される

<table>
<tr><td>

- 肺気腫，慢性気管支炎など，気流閉塞を伴う呼吸の障害（息を吐くのが妨げられる）を総称して慢性閉塞性肺疾患（COPD）という
- COPDは，長年の喫煙習慣を背景にした生活習慣病とも言われている

〈症状〉

- 呼吸困難，慢性の咳・痰，喘鳴など
- 喫煙や加齢に伴う併存症，全身性の影響が生じる
- 全身性の影響は，全身性の炎症，栄養障害（脂肪量，除脂肪量の減少），骨格筋機能障害（筋量・筋力の低下），心・血管疾患（心筋梗塞，狭心症，脳血管障害），消化器疾患（消化性潰瘍，胃食道逆流症），骨粗鬆症，脊椎圧迫骨折，抑うつ，睡眠障害など多岐にわたる
- ウイルスや細菌による上気道の感染や大気中の有害物質，疲労などが原因で急激な症状の悪化（増悪）が生じることがある．
- 増悪症状は，咳が増える，黄色や緑色の痰が増える，息切れが強くなるなどであり，注意を患者・家族に促す必要がある

</td><td>

- 軽症〜中等症段階では，長時間作用性抗コリン薬またはβ2刺激薬，必要に応じて短時間作用性気管支拡張薬を用いる
- 重症段階では，吸入用ステロイド薬，酸素療法，換気補助療法，外科療法が行われる

〈ケアのポイント〉

- 増悪の症状に注意する
- 禁煙を励行する
- 栄養バランスを整える
- 感染予防を励行する：インフルエンザワクチン・肺炎球菌ワクチンの接種，マスクの着用，手洗い・うがい，人混みを避ける
- 運動療法を継続する：呼吸筋のストレッチ，四肢・体幹の筋力トレーニング
- 息苦しさを改善する呼吸法を練習する：腹式呼吸，口すぼめ呼吸（鼻から息を吸い，口をすぼめて息をゆっくり少量ずつ吐く）
- ハッフィングを練習する：腹圧をかけて「ハッ」と大きく息を吐く力を使い，排痰する
- 酸素療法を受けている場合，機器の取扱い，火気のへの注意，災害時の対応に注意する

</td></tr>
</table>

COLUMN

息苦しさ（呼吸困難感）を和らげる方法

　呼吸器疾患，脳血管疾患，神経筋疾患，整形外科疾患などの利用者では，息切れや息苦しさを訴える方が多く見られます．息切れが原因で動くことが億劫になり，出歩くことに不安や恐怖心を抱くようになり，疾患の悪化や廃用が進行するという悪循環が生じます．

　この悪循環に陥らないために，息切れを和らげる呼吸法や姿勢，歩行の仕方，息切れを起こさない動作の工夫，痰を出す方法などを利用者・家族が習得できているかを確認することが必要です．

1. 呼吸法	口すぼめ呼吸	● 口を閉じて鼻から息を吸い，口を細めて，ゆっくりと細く息を吐く
	腹式呼吸	● 鼻からゆっくり息を吸い，おへその下に空気を貯めていく感じでお腹を膨らませ，次にお腹をへこませながら，口からゆっくり息を吐く
2. 息切れが起きたときの姿勢	座る場合	● 椅子に座り，机に前屈みになる（枕などを机に置き，両手で抱えこむ） ● 机がない場合，両手を膝につき，上半身を支える
	座る場所がない場合	● 胸の高さぐらいの台などがある場合は，腕を乗せ，肘をついて前屈みになる ● 台などがない場合，両手を膝につき，壁によりかかる
3. 息切れしない歩き方	呼吸同調歩行	● 呼吸に，歩くリズムを合わせる ● 歩き出す前に息を吸い，4歩で息を吐き，2歩で息を吸う
4. 痰を効率的に出す	ハッフィング	● 大きく息を吸って「ハーッ」と勢いよく吐く．3回程度繰り返す
5. 息切れをしない動作の工夫		● 息こらえや，前屈みの姿勢，呼吸が速くなる動作，腕を上げる動作は，息切れを生じさせるので，どんな動作で，息切れが生じるか，身近にいる理学療法士，作業療法士，看護師，ケアマネジャー，ケースワーカー，保健師などに相談し，動作の工夫をする

消化器疾患のある高齢者のケアのポイントは何，なぜ そうするの

　高齢者では，加齢とともに消化器の働きの低下から，さまざまな消化器疾患が見られる ようになります．食物を取り，消化し，吸収し，排泄することが障害されることは，高齢 者のQOLの低下につながります．食べる楽しみが奪われないようなケアが求められます．

　消化器は，食物を摂取し，摂取した食物を消化，吸収，排泄する器官です．

　加齢とともに消化器の働きの低下が見られるようになります．唾液分泌の低下，歯を失うことから咀嚼力（噛む能力）の低下，食道収縮力の低下，上部食道括約筋の張力の低下，胃酸分泌の低下，消化液分泌能力の低下，大腸蠕動運動の低下，肛門括約筋の収縮力の低下，腹圧の低下などが生じます．

　消化器の働きの低下で高齢者には消化器疾患が多く見られるようになります．消化器疾患は高齢者のQOLに大きく影響します．

1. 食道・胃・十二指腸疾患

●高齢者では，老化に伴う下部食道括約筋（食道と胃のつなぎ目にある筋肉．食物が通過するとき以外は胃の入口を締めて，胃の内容物が食道に逆流しないように働く）や食道の運動低下により逆流性食道炎が生じやすくなります．

●アルコールの飲み過ぎ，喫煙，消炎鎮痛薬（痛み止めや解熱薬）の内服，ストレスなどによって，高齢者の胃・十二指腸潰瘍発症のリスクが高くなります．

疾患	病態・原因・症状	治療・ケアのポイント
逆流性食道炎	〈病態・原因〉 ●逆流性食道炎は，胃食道逆流症の中で，食道にびらんが生じているもの（びらん性胃食道逆流症）であり，自覚症状があるものとないものがある ●原因は，下部食道括約筋のゆるみ，食べ過ぎ・早食い・大量飲酒などによる胃内圧の上昇，肥満・衣服による締め付け・前屈みの姿勢などによる腹圧の上昇，高脂肪食などにより起こる 〈症状〉 ●胸やけ ●つかえ感 ●咳・痰 ●しわがれ声 ●喘息発作 ●歯痛など	〈治療〉 ●薬物療法：胃酸の分泌を抑えるプロトンポンプ阻害薬（PPI），胃酸を中和する制酸薬，食道粘膜を保護するアルギン酸塩，消化管運動改善薬や漢方薬（六君子湯）など 〈ケアのポイント〉 ●胃酸の逆流を起こしやすい高脂肪食，アルコール・コーヒー・炭酸飲料，酸味の強い果物などの刺激物は避ける ●腹圧が上がらないよう，重い物の持ち上げ，前屈みの姿勢，怒責（いきみ）を避ける ●就寝前2時間の食事を控える ●減量，禁煙 ●食後すぐ横にならない，食後2時間は上半身を起こす ●腹部を圧迫しないよう，コルセット，ガードル，帯，ベルトは着用しない ●排便時のいきみは腹圧を上昇させるので，便秘にならないよう，食物繊維の多い食事，水分摂取，運動を促す

胃・十二指腸潰瘍	〈病態・原因〉	〈治療〉
	● 胃・十二指腸が分泌する胃液 (攻撃因子) と胃・十二指腸の粘膜を守る粘膜 (防御因子) のバランスが崩れ，胃液が胃・十二指腸の粘膜を傷つけ，胃・十二指腸の壁が損傷される ● ヘリコバクター・ピロリは，胃の粘膜に生息する細菌で，感染により胃炎や胃・十二指腸，あるいは胃がんの原因となる	● 薬物療法：ヘリコバクター・ピロリの除菌療法，胃酸の分泌を抑えるプロトンポンプ阻害薬 (PPI)，攻撃因子を抑えるプロスタグランジン製剤 (PG)，胃酸分泌を抑える H2 受容体拮抗薬 (H2RA) ● 手術：出血の危険性のある潰瘍に対する内視鏡による止血術手術，穿孔に対する外科手術
	〈症状〉 ● 心窩部 (みぞおち部) 痛 (胃潰瘍では食後，十二指腸潰瘍では空腹時)，腹部膨満感 (お腹が張った感じ)，嘔気・嘔吐，食欲不振，十二指腸潰瘍では背部の痛みなど ● 潰瘍部からの出血によって，下血 (タールのような黒色便)，吐血 (コーヒーの残りかすのような吐物)，貧血症状，出血性ショックが生じることがある	〈ケアのポイント〉 ● 暴飲暴食やストレス，喫煙を避ける ● 胃壁に刺激を与えるものや粘膜をあらす刺激物 (アルコール，カフェイン，炭酸飲料，多量の香辛料など) や消化の悪いものの摂取を控える

2. 肝臓・胆嚢・膵臓疾患

● 肝臓・胆嚢・膵臓は，近い位置関係にあり，食物の消化に相互に関与する器官です．

● 肝臓は，栄養素の分解・合成，有害物質の解毒，胆汁の生成を行う臓器です．胆汁は，脂肪の吸収，消化を助ける消化液で，胆道 (胆嚢，胆管，肝内胆管) を通り，胆嚢に一時的にためられ濃縮されます．食物が十二指腸に入ると，その刺激で胆嚢が収縮して十二指腸に排出され，消化を助けます．

● 膵臓は，消化酵素を含む膵液を産生し，炭水化物，脂肪，タンパクを分解し消化を促進します．ホルモンを分泌する内分泌器官でもあります．

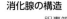

消化腺の構造

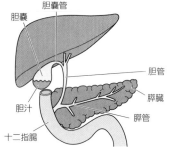

消化器官が分解する栄養素

器官	消化液	消化酵素	炭水化物	タンパク質	脂肪
□	唾液	アミラーゼ	○		
胃	胃液	ペプシン		○	
膵臓	膵液	アミラーゼ	○		
		トリプシン		○	
		リパーゼ			○
肝臓	胆汁	×			△

疾患	病態・原因・症状	予防・治療・ケアのポイント
肝炎	〈病態・原因〉 ●肝炎とは，ウイルスや薬物，アルコールなどが原因で肝臓が炎症を起こしている状態をいう ●原因の大多数はウイルス感染で，ウイルスには，A型，B型，C型，D型，E型がある ●A型肝炎は，イカ，サケ，貝類などの海産物を生食し，その海産物に含まれているウイルスや感染者の便に含まれているウイルスが経口感染する ●B型肝炎，C型肝炎は，感染者の血液によって経皮感染する ●肝炎は，経過により，急性肝炎，劇症肝炎，慢性肝炎に分けられる ●急性肝炎は，通常4〜6週間で完治する．肝機能異常が現れてから8週間以内に重度の肝機能障害を来し，肝性脳症を生じる病態を劇症肝炎という．6か月以上肝機能異常が持続する病態を慢性肝炎という ●慢性肝炎は，ウイルス肝炎（C型，B型），自己免疫性肝疾患，アルコール性肝障害などで発症することが多い 〈症状〉 ●急性肝炎：発熱，全身倦怠感，食欲不振，嘔気・嘔吐，黄疸など ●劇症肝炎：急性肝炎の症状に加え，意識障害（肝性脳症） ●慢性肝炎：全身倦怠感，体調不良，食欲不振，微熱，上腹部不快感など．黄疸を示さないことが多い	〈治療〉 ●A型：症状に応じた対症療法，食事療法 ●B型：対症療法，食事療法 ●C型：インターフェロン療法，抗ウイルス薬療法（インターフェロンフリー），肝庇護療法 〈ケアのポイント〉 ●肝炎のタイプを把握しておき，必要な感染対策をとる ●日常生活管理を確認する：バランスのよい食事，医師から処方された薬の正しい服用，適度な運動と十分な睡眠 ●かみそり，歯ブラシなど血液や体液の付着する可能性のあるものは他人と共用しない ●家族や介護者がB型肝炎ウイルス陽性患者（B型肝炎ウイルスキャリア）の血液・体液に触れた場合は，事故後直ちに免疫グロブリン注射とワクチン接種を受ける ●ワクチン接種：A型肝炎ワクチン，B型肝炎ワクチン ●早期受診：風邪症状や倦怠感などがあったら早期に受診 〈施設における感染対策〉 ●B型肝炎ワクチン（HBVワクチン）接種 ●肝炎ウイルスキャリアの血液・体液との接触を避ける標準予防策の実行：手袋着用，手洗い ●皮膚や粘膜に傷のある場合，傷口を完全に覆う
肝硬変	〈原因・病態〉 ●肝硬変とは，長期にわたる肝障害の悪化による終末期の病態で，肝細胞が線維化して肝臓が硬く変化した病態である ●原因は，ウイルス肝炎（B型あるいはC型肝炎ウイルス），アルコール性肝炎が大部分を占める ●症状のない初期の肝硬変（代償性肝硬変：代償性とは肝機能がなんとか保たれている状態）から慢性的進行性の経過をたどり，不可逆的に（肝臓は元に戻ることはなく），症状のある進行した肝硬変（非代償性肝硬変：非代償性とは肝機能を代償することができない程度にまで悪化している状態）となる ●非代償性肝硬変が肝がんや肝不全，食道静脈瘤（肝臓から出ている門脈という静脈が，肝疾患などで血流が滞り，門脈の血圧が高くなって，胃や食道に逆流することで，食道粘膜の下を通る静脈が太くなって瘤（コブ）のように膨れる状態）を合併すると予後は非常に悪い 〈症状〉 ●代償性肝硬変：肝不全症状の発現はない．自覚症状もほとんどない	〈治療〉 ●薬物療法 ●食事療法：バランスの良い食事 ●手術：肝移植（高齢者では困難） ●合併症に対する治療： ①浮腫・腹水：塩分制限，安静，利尿薬，特殊アミノ酸製剤 ②食道静脈瘤：内視鏡的食道静脈瘤硬化術，内視鏡的食道静脈瘤結紮術 ③肝がん：肝切除，肝動脈塞栓術，ラジオ波焼灼術，抗がん薬 ④肝性脳症：便秘・脱水の改善，ラクツロース内服，分枝鎖アミノ酸製剤の点滴・内服 〈ケアのポイント〉 ●非代償性肝硬変への進行の予防： 規則正しい生活 安静 バランスのよい食事 禁酒

	●非代償性肝硬変：黄疸，腹水，肝性脳症（肝臓でのアンモニアなどの有害物質の代謝が障害され，血液中に蓄積して脳に達することで意識障害，異常行動などの神経症状が現れる），消化管出血，食道静脈瘤，倦怠感，疲労感，黄疸に伴う皮膚掻痒感や腹水による腹部膨満，食欲不振など	●肝硬変の悪化予防のため，定期的な検診 ●食道静脈瘤破裂予防のために，固い食物，熱いお茶，香辛料など刺激の強い食物などの摂取制限．食事療法や禁酒，処方された薬の内服が守られているか確認する ●肝性脳症・食道静脈瘤の予防のためにいきみを避けるため，便通を調整する ●免疫力低下があるため，感染に注意する ●早期発見：吐血・下血が見られたら食道静脈瘤破裂の可能性があるので急変対応を行う（主治医連絡あるいは救急車要請） ●羽ばたき振戦（鳥が羽ばたくような手のふるえ）が見られたら肝性脳症による意識障害の可能性があるので急変対応を行う（主治医連絡あるいは救急車要請） ●終末期には，緩和ケアの体制を整える

肝硬変の進行

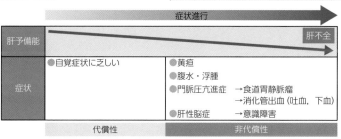

胆石症	〈病態・原因〉 ●胆石症は，肝臓から分泌される胆汁中の成分（コレステロール，ビリルビンなど）が結晶化して石のように固まり，胆道内（胆嚢，胆管，肝内胆管）にとどまっている状態である ●胆石症は胆汁の通り道に発生することから，胆嚢結石，胆管結石，肝内結石に分けられる．肝内結石の発症頻度は少ない ●胆石症の要因は，食習慣（高エネルギー，高コレステロール食），加齢，肥満，女性，妊娠回数の増加，急激な減量，薬剤などである 〈症状〉 ●胆嚢結石：胆道痛発作（食後や夜間に突発する，絞られるような強いみぞおちから右脇腹にかけての激痛，時に右肩から肩にかけての放散痛），食後のむかつき，悪心・嘔吐など ●胆管結石：みぞおちの痛み，寒気を伴う発熱，黄疸，重篤症状は意識障害とショック ●肝内結石：腹痛，黄疸，胆管炎症状	〈治療〉 ●対症療法 ●生活指導 ●薬物療法（経口的胆石溶解療法） ●手術：胆嚢摘出術（開腹胆嚢摘出術，腹腔鏡下胆嚢摘出術），体外衝撃波結石破砕術（衝撃波で石を砕く） 〈ケアのポイント〉 ●過食・暴飲暴食を避け，規則正しい食生活を送る ●コレステロールを制限し，脂肪を適量摂取する ●タンパク質・食物繊維を摂取し，便秘を予防する ●胃酸の過剰分泌を引き起こすアルコール飲料・香辛料などを過度に摂取しない ●無理のない適度な運動をし，ストレスを解消する ●胆道痛発作が起きたら，家族や医療機関に連絡する ●胆管結石では，意識障害やショックを起こす可能性があるので，早めの受診を勧める

3. 腸疾患

●高齢者では，大腸がんによる腸閉塞や腹部手術後の癒着による腸閉塞のリスクが高まります．
●両者ともに便秘が関与している場合も多いため，便秘予防が大切です．

疾患	病態・原因・症状	治療・ケアのポイント
腸閉塞	〈病態・原因〉 ● 腸閉塞 (イレウス) とは, 腸内容物の肛門への通過が障害された状態の総称で, 腸自体の物理的原因による機械的腸閉塞と腸自体ではなく腸の運動障害が原因で起こる機能的腸閉塞に大別される ● 機械的腸閉塞は, 腹部手術後の腸の癒着やがん, 腸の病変, 腸のねじれやヘルニアへの腸の入り込み (ヘルニア嵌頓) などが原因で起こり, この中で, 腸の血流が絶たれるもの (絞扼性腸閉塞) は重症になりやすく緊急手術の適応となる ● 機能的腸閉塞は, 腹膜炎や, 血液中の電解質異常, 各種中毒症などによる腸管を支配する神経の機能低下から腸運動が麻痺したり, 腹部打撲, 局部的な腸の炎症, 結石発作などにより腸管支配神経の障害から腸の一部が痙攣したりして生じる 〈症状〉 ● 共通症状：排ガスと排便の停止, 激痛, 腹部膨満, 嘔吐, 脱水など ● 絞扼性腸閉塞：激痛, 発熱, 脱水, ショック状態, 意識障害など	〈治療〉 ● 内科的治療：経口摂取禁止, 水・電解質の輸液, 経鼻胃管・イレウス管による消化管の腸内容物の吸引, 抗菌薬, 腸運動の促進 (熱気浴, 浣腸, 温罨法, 腹壁マッサージなど) ● 手術：一時的な人工肛門・腸瘻の造設 〈ケアのポイント〉 ● 便秘にならないようにする ● 高齢者では, 腹部手術後の癒着による腸閉塞が起こるリスクがあるので注意する：食事をゆっくりよく噛んで食べる, 水分を多めにとり, 暖かいものを飲む, 消化に悪いものや, きのこ類, ごぼうやサツマイモなどの食物繊維の多いものを避ける, 毎日軽い運動をする, 排便習慣をつけ, 我慢しないようにする ● 腹部手術を受けた利用者や腸閉塞を起こしたことのある利用者は, 癒着や再発のリスクがあるので, 症状が出たら, すぐに医療機関に連絡する ● 便秘のコントロール, 食事療法ができているか確認する

(26頁参照)

COLUMN

消化器疾患の主な症状とケア

消化器疾患の主な症状には, 嚥下困難, 腹痛, 嘔気・嘔吐, 吐血・下血, 便秘, 下痢などがあります.

嚥下困難	嚥下の口腔期・咽頭期・食道期 (26頁参照) のどこかに障害があることで, 適切な嚥下動作が行われなくなった状態	● 食物の形態などの工夫 (とろみ食など) ● 嚥下しやすい食事姿勢 ● 腹部にゆとりのある衣服 ● 誤嚥による窒息への対応 (28頁参照)
腹痛	内臓痛 (炎症性疾患, イレウス, 胆石症, 尿路結石など), 体性痛 (消化管穿孔, 腹膜炎など)	● 安楽な体位 ● 腹部圧迫の除去 ● 精神的不安の緩和
嘔気・嘔吐	胃の内容物が食道, 口腔を通じて排出される状態	● 座位または側臥位で顔を横に向ける ● 背中をさすり, 嘔吐物の除去 (環境整備) と含嗽 (うがい)
吐血・下血	消化管からの出血. 吐血は, 上部消化管 (食道・胃・十二指腸) から出血を口から吐くこと. 下血は消化管からの出血が肛門から出てくること	● 安静と絶食 ● 吐血時は, 窒息・誤嚥の予防 (顔を横に向ける, 口腔内の吐物除去) ● 吐物・血液などで汚れたシーツ類の処理 ● 含嗽・口腔ケア・肛門周囲の皮膚ケア
便秘	大腸内に糞便が停滞し, 便量や排便回数の減少・排便が困難な状態	● 42頁参照
下痢	糞便中の水分が増加し, 泥状または水様状の糞便を排泄する状態	● 43頁参照

内分泌・代謝疾患のある高齢者のケアのポイントは何，なぜそうするの

A 内分泌・代謝系は，体の正常な機能を維持する仕組みです．この機能の異常から，さまざまな疾患が生じますが，高齢者では，糖尿病，高尿酸血症・痛風などが生活に大きく影響します．それぞれの疾患の予防とケアの理解が重要です．

内分泌とは，ホルモン（内分泌代謝作用を示す物質）を作って分泌することで，多くの内分泌器官が担っています．ホルモンは，全身の臓器に運ばれ，その臓器でそれぞれの役割を果たし，生体の恒常性（正常な機能を維持する仕組み）や正常な代謝機能を保っています．

内分泌・代謝疾患は，ホルモン分泌の異常（増加または低下）が起こったり，ホルモンが作用する臓器の異常によってホルモン作用に異常が起こったりして発症します．

主な内分泌器官

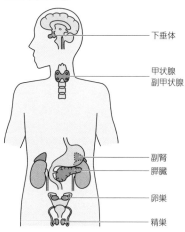

- 下垂体
- 甲状腺
- 副甲状腺
- 副腎
- 膵臓
- 卵巣
- 精巣

疾患	病態・原因・症状	治療・ケアのポイント
糖尿病	〈病態・原因〉 ●糖尿病とは，血糖値の高い状態が慢性的に続く病態であり，血糖を下げる働きのあるインスリンの作用不足によって起こる ●加齢とともに，膵臓から出ているインスリンの分泌が減少し，糖尿病が増加する ●糖尿病による血管病変のリスクが高く，心筋梗塞や脳梗塞，閉塞性動脈硬化症が生じるリスクも高い ●高齢者の糖尿病は，発症から長い経過を経ており，複数の疾患を持つ患者が多く，生活機能障害が引き起こされる 〈症状〉 ●糖尿病の共通症状：高血糖による尿糖，多尿，口渇，多飲，空腹感，多食，倦怠感，疲労感など ●高齢者糖尿病の特徴：①食後の高血糖を起こしやすい，②症状の進行に気づきにくい，③低血糖のときであっても，低血糖症状（発汗，動悸，手のふるえなど）が出現しにくい	〈治療〉 ●1型糖尿病（膵臓のインスリン分泌細胞の破壊による絶対的なインスリン欠乏により生じた糖尿病）：インスリン療法 ●2型糖尿病（インスリン分泌不足とインスリン抵抗性によって生じた糖尿病）：食事療法，薬物療法，運動療法 ●高齢者における特徴・注意点：①腎機能などの低下によって，薬物の効果が強くなりすぎたり，副作用（特に低血糖）も生じやすくなったりする，②摂食機能が低下していたり，体調不良があったり，嗜好に偏りがあったりして，食事の選択がしづらく，食事療法に困難が生じる，③運動能力は個人差があり，また糖尿病以外の疾患を持つ患者が多いため運動療法のメニューに工夫を要する，④認知症やうつ状態にある高齢者では，自己管理が困難となる

〈糖尿病三大合併症〉
- 糖尿病腎症：腎臓血管の障害．タンパク尿を生じ，さらに進行すると慢性腎不全となる
- 糖尿病網膜症：網膜血管の障害．悪化すると視力低下を生じる
- 糖尿病神経障害：さまざまな神経が障害され，手足のしびれや痛み，足病変，下痢や便秘，ひどい立ちくらみ，排尿障害などが生じる

〈糖尿病足病変〉
- 糖尿病足病変（とうにょうびょうあしびょうへん）は，糖尿病による神経障害と血管障害で発症する
- 足病変は近年増加傾向にあり，進行すると足の潰瘍（かいよう）や壊疽（えそ）に至り切断せざるを得ないこともあり，予防・早期発見が重要である
- 足の異常は，傷つきやすい，傷が治りにくい，靴ずれしやすい，変形する，感覚が鈍くなる，足が冷たいなどの症状で現れる

〈ケアのポイント〉
- 医師より指示された食事療法，運動療法，薬物療法が行われているか確認する
- インスリン注射を行っている患者では，手技に問題がないか確認する
- 定期的に受診しているか確認する
- 低血糖時の対策に問題がないか確認する
- 昏睡の症状が現れたら，医療機関に連絡する
- 糖尿病患者は免疫力が低下しているので，感染予防策がとれているか確認する

〈フットケア〉
- 足を毎日観察する：足の皮膚や爪の異常（靴ずれ，皮膚の傷，ウオノメ，タコ，足の変形など）
- 足を清潔に保ち，感染を予防する
- 爪を深く切りすぎない
- 素足を避け，靴下を履いて足を守る
- 電気あんかなどによる低温やけどに注意する
- クッションやポジショニングピローなどで踵などを浮かせて褥瘡を予防する
- 自分の足にフィットする靴を履く
- タコやウオノメは自己処置せずに医師に相談する

高尿酸血症・痛風

〈病態・原因〉
- 高尿酸血症とは，プリン体の最終産物である尿酸（にょうさん）の過剰産生あるいは排泄低下によって，血中の尿酸濃度が高まったものである
- 尿酸濃度が高くなって，結晶化した尿酸が全身に沈着して，尿路結石症（尿路への沈着），慢性腎臓病・腎不全（腎臓への沈着），痛風結節（皮下組織や関節への沈着）などの合併症を引き起こす
- 尿酸産生の過剰は，遺伝性の代謝疾患，造血器疾患，筋肉異常，薬剤，高プリン食が原因となる
- 高尿酸血症は，肥満や高血圧，脂質異常症，高血糖を合併することが多い

〈症状〉
- 手足の関節の痛み（特に足の親指の付け根の痛み），痛風発作（関節が赤く腫れ上がり，がまんできないほどの激痛），痛風結節（足趾・足背・耳介・手指などに出るこぶのような皮下の結石）
- 尿路結石症，慢性腎臓病・腎不全は，次項目を参照

〈治療〉
- 食事療法：高プリン食の制限
- 薬物療法：病型に合わせて尿酸産生抑制薬あるいは尿酸排泄促進薬，痛風発作時は非ステロイド性抗炎症薬（NSAIDs），尿アルカリ化薬

〈ケアのポイント〉
- 腎臓・尿路結石の予防：水分を多く取る
- 肥満の予防：栄養バランスのよい食事，適度な運動
- 食事療法，運動，水分摂取が継続できているか確認する
- 定期的に受診しているか確認する
- 合併症が出ていないか確認する

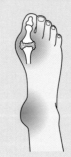

腎・尿路疾患のある高齢者のケアのポイントは何，なぜそうするの

A 　腎・尿路系は，尿の生成と排泄の役割を担っていますが，加齢に伴い腎臓，尿道，前立腺の変化から慢性腎臓病・腎不全，尿路感染症，尿路結石，尿失禁，前立腺肥大症が生じることが多くなります．排泄の問題は，自尊感情にも影響するので，注意深い対応が必要です．

　腎・尿路系は，尿の生成と排泄の役割を果たす器官で，尿は，腎臓で生成され，尿管を経て膀胱に貯められ，尿道を経て体外に排出されます．

　腎臓から尿管・膀胱・尿道に至る尿の通り道を尿路と言います．

　加齢に伴い，腎臓，尿路，前立腺に変化が生じます．

　腎臓は，予備力のある臓器で，糸球体の一部が障害されると他の糸球体が働きを補います．しかし加齢により少しずつ糸球体が減少し，さらに糸球体の硬化によって，働ける糸球体が減少し，濾過機能が低下した糸球体が徐々に増え，濾過量が減少します．

　膀胱では，膀胱の貯蓄量の限界量が減少します．また，膀胱から尿道への尿の流れが遅くな

ります．

　尿道では，女性の場合は，尿道が短縮し，さらに尿道内側の粘膜が薄くなっていきます．男性の場合，加齢とともに前立腺が肥大していく結果，尿道内の尿の流れが徐々に妨げられるようになります．

尿路の構造

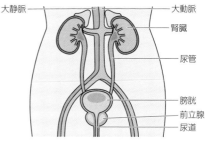

疾患	病態・原因・症状	治療・ケアのポイント
慢性腎臓病（CKD）・腎不全	〈病態・原因〉 ●慢性腎臓病とは，慢性に経過するすべての腎臓病の総称である．腎臓の障害を示す検査値の異常（タンパク尿）と糸球体の濾過量の減少が3か月以上持続している状態で診断される ●慢性腎臓病では，糸球体の損傷が続くことにより，十分に尿を生成することができなくなり，体内に余分な水分や塩分，老廃物が蓄積され，脳・心血管疾患のリスクが高まる ●末期腎不全は，腎臓の働きが正常の30％以下になった状態である ●慢性腎臓病の原因は，糖尿病，高血圧，脂質異常症などである ●慢性腎臓病は，グレード（G1〜5）に応じた治療が行われる．グレードにより治療法・療養法に違いがあるので，利用者のグレードを確認しておく必要もある	〈治療〉 ●G1〜2：一般医による治療．生活習慣の改善，食事療法，薬物療法 ●G3：G3以上は，専門医による治療．原因疾患の治療と生活習慣の改善，食事療法，薬物療法 ●G4：より厳格な食事療法，生活習慣の改善，薬物療法 ●G5：腎代替療法（透析療法，腎移植） 〈ケアのポイント〉 ●生活習慣の改善や食事療法が守られているか確認する：禁煙，血圧の管理，血糖の管理，脂質の管理，適正体重維持など ●医師から処方された薬剤が正しく服用されているか確認する ●新たな症状の出現や症状の悪化があるか確認し，あれば医療機関受診を勧める

	●末期腎不全に至らないように進行を予防することが重要である 〈症状〉 ●軽度の腎機能低下（G1～2）：自覚症状はほとんどない，タンパク尿，血尿 ●中等度の腎機能低下（G3）：夜間頻尿，血圧上昇，貧血 ●高度の腎機能低下（G4）：むくみ，疲労感 ●末期腎不全（G5）：食欲低下，嘔気，呼吸困難，尿量減少	〈透析療法〉 ●透析療法とは，腎臓の働きが低下して体内にたまった毒素を排出する治療法で，血液透析と腹膜透析がある ●血液透析は，全身の血液を腎臓に代わる器械で濾過する治療で，腹膜透析は透析液をチューブで下腹から腹膜に注入して一定時間後に排液して，毒素を排出する治療である
尿路感染症	〈病態・原因〉 ●尿路感染症とは，腎・尿管・膀胱・尿道の主に細菌感染による感染症である ●多くは，尿道→膀胱→尿管→腎盂と，逆行性（上行性）に感染する ●主な尿路感染症には尿道炎，膀胱炎，腎盂腎炎があり，高齢者では膀胱炎が多い ●感染の要因には，導尿カテーテルからの感染，おむつからの感染，性行為，女性では細菌の尿道口からの侵入などがある 〈症状〉 ●尿道炎：排尿時の痛み（排尿痛），膿（うみ） ●膀胱炎：排尿痛，頻尿，尿の混濁，残尿感（排尿した後も尿が残った感じ），時に血尿 ●腎盂腎炎：片側の脇腹の痛み，腰の痛み，発熱，悪寒，嘔気・嘔吐，時に血尿	〈治療〉 ●抗菌薬の内服 〈ケアのポイント〉 ●水分をこまめにとる ●尿意をがまんしない ●陰部の清潔を保つ ●導尿カテーテルは清潔に操作する ●可能な限りおむつ外しを進める．使用する場合は，排尿・排便後速やかに交換する ●女性では，排便後，尿道口から肛門に向けて拭く ●医師から処方された薬が正しく内服されているか確認する ●排尿回数の増加，排尿痛，尿の濁りなどの症状はないか確認する．あれば医療機関受診を勧める
尿失禁・過活動膀胱	〈病態・原因〉 ●尿失禁とは，自分の意思に関係なく尿が漏れてしまうことをいう．尿失禁には，5つのタイプがある ・腹圧性尿失禁：咳やくしゃみ，笑う，運動など腹圧がかかったとき，骨盤底筋（骨盤の底にある筋肉）や尿道括約筋（尿道を締める筋肉）がゆるんで尿が漏れる ・切迫性尿失禁：脳血管障害や神経系の障害，膀胱炎などで膀胱が過敏となり，尿ががまんできずに漏れる ・溢流性尿失禁：糖尿病や前立腺肥大，薬剤の影響などさまざまな原因で尿の排出障害があり，膀胱の多量の残尿によって尿が漏れ出す ・反射性尿失禁：脊髄の損傷で，尿意がなくても膀胱が反射的に収縮し，尿が漏れ出る ・機能性尿失禁：膀胱の機能とは関係なく，認知症や障害でトイレの場所がわからない，トイレ動作ができない，トイレ移動ができないなどの原因で，間に合わず尿が漏れる．高齢者では，他のタイプの尿失禁が合併していることも多い	〈治療〉 ●腹圧性尿失禁：骨盤底筋訓練 ●切迫性尿失禁：膀胱訓練，基礎疾患治療，抗コリン薬治療 ●溢流性尿失禁：基礎疾患治療，導尿 ●機能性尿失禁：環境の改善，トイレ誘導，排尿行動の訓練 ●反射性尿失禁：導尿，膀胱訓練 ●過活動膀胱：行動療法（飲水指導，カフェインなどの摂取制限，膀胱訓練，骨盤底筋訓練），薬物療法（抗コリン薬，β_3受容体作動薬，中枢性コリンエステラーゼ阻害薬），低侵襲外科的治療（仙骨神経刺激療法，A型ボツリヌス毒素膀胱壁内注入手術）

	●過活動膀胱（<ruby>か かつどうぼうこう</ruby>）：膀胱が過敏になって，尿が十分にたまっていなくても，自分の意思とは関係なく膀胱が収縮し，尿意切迫感，昼間頻尿，夜間頻尿，切迫性尿失禁などが生じるもので，切迫性尿失禁は伴う場合と伴わない場合がある 〈症状〉 ●昼間頻尿 ●夜間頻尿 ●尿意切迫感（突然の我慢できない尿意） ●残尿感 ●尿失禁タイプでの尿失禁症状	〈ケアのポイント〉 ●部屋やトイレ，下着に汚れがないか確認し，尿漏れを早期に発見して，主治医・専門医に相談する ●排泄の介助：時間ごとや排尿パターンに合わせてトイレに誘導する ●骨盤底筋訓練：尿道括約筋・肛門挙筋を鍛えて，肛門や腟の支持を補強し，尿道の閉鎖圧を高めるトレーニング ●膀胱訓練：尿意があってから排尿を我慢する練習，時間帯を決めて排尿する練習，排尿行動の再学習など ●膀胱訓練，骨盤底筋訓練などの治療法が指示されている場合，それが実施されているか確認する ●失禁対策用のパッドや下着などを適切に活用できているか確認する ●トイレ動作がしやすい衣服の工夫，使いやすいトイレの工夫，トイレまでの移動距離の調整を行う ●適宜，ポータブルトイレを使用する ●認知症などの場合，トイレ誘導を行う ●膀胱訓練は長期間にわたるので，持続できるよう励ます
尿路結石症	〈病態・原因〉 ●尿路結石とは，腎臓から尿道に至る尿路に結石が生じる疾患であり，尿中の成分（カルシウム，マグネシウム，アンモニウム，尿酸など）が結晶化して結石となったものである ●尿路結石の原因には，尿流停滞，尿濃縮，尿路感染，内分泌疾患，寝たきり状態，副甲状腺機能亢進症，痛風，薬剤などがあり，高齢者では，前立腺肥大症，神経因性膀胱（排尿に関わる中枢神経や末梢神経の問題によって，膀胱や尿道の働きが障害され，排尿障害を来す病気），尿道狭窄などによる尿流停滞や慢性的な尿路感染が多い ●尿路結石は，結石がある場所によって，腎結石，尿管結石，膀胱結石，尿道結石に分類される．男性では膀胱結石が多く，女性では腎結石が多い． ●尿路結石は，年々増加傾向にあり，生活習慣病との関連が指摘されている 〈症状〉 ●腎結石：無症状か鈍痛 ●尿管結石：下腹部・脇腹・腰の激痛，血尿，嘔気・嘔吐，冷汗，顔面蒼白など ●膀胱結石：血尿，排尿痛，下腹部違和感，排尿困難，尿閉など	〈治療〉 ●体外衝撃波治療（<ruby>たいがいしょうげき は</ruby>）：衝撃波を結石にぶつけて砕く治療 ●内視鏡的手術：経尿道的尿管結石砕石術（尿道経由で内視鏡を尿管に入れ，尿管結石を破砕・摘出する治療），経皮的腎砕石術（経皮的に内視鏡を腎盂に入れ腎結石を破砕・摘出する治療） ●薬物療法：鎮痛（鎮痛薬や非ステロイド性抗炎症薬［NSAIDs］の坐薬，ペンタゾシンなどの注射薬，時には麻酔薬など），排石促進薬（抗コリン薬，生薬，漢方薬など），感染症による場合は原因菌に感受性の高い抗菌薬 〈ケアのポイント〉 ●水分を多めにとり，尿の濃縮を予防するとともに結石の流出をスムーズにする ●規則的な生活，適度な運動，栄養バランスのよい食事をとることで，排尿をスムーズにする ●尿酸結石では，アルコール摂取，肉食を控える ●肥満を防止する ●下腹部・脇腹・腰の激痛，血尿が見られたら早めに受診するよう勧める

前立腺肥大	〈病態・原因〉	〈治療〉
	●前立腺は膀胱の出口に膀胱を取り囲むように位置する．成人男性では，加齢とともに前立腺が肥大化し，前立腺の内部を通る尿道を圧迫して排尿困難・頻尿などの排尿障害を生じさせる ●前立腺が肥大化する原因は加齢による男性ホルモンの活発化などの変化が関与していると考えられている ●要因として，加齢，肥満，高血圧，高血糖，食生活，脂質異常，遺伝的要因などがあげられている 〈症状〉 ●尿が出始めるまで時間がかかる ●尿が出始めてから排尿が終わらない ●排尿の途中で尿が途切れる ●尿線が弱くなる ●昼間頻尿（昼間10回以上の排尿），夜間頻尿（就寝後3回以上の排尿）が起こる ●尿が出切らない感じ（残尿感）がする ●無意識のうちに尿失禁する ●重症化すると尿の腎臓への逆流による水腎症や尿毒症が生じることがある	●薬物療法 ●手術：経尿道的前立腺切除術，レーザー切除術，尿道ステント留置法 〈ケアのポイント〉 ●尿意を我慢しない，長時間の座位を避ける ●アルコールは，前立腺を充血させ，尿が出にくくなるため，飲み過ぎないようにする ●風邪薬や精神安定薬，抗ヒスタミン薬は，排尿障害を悪化させることがあるので，かかりつけ医に相談する ●水分を十分にとる ●規則正しい生活を心掛ける ●経過観察の患者では，排尿日記をつけ，排尿した時間と量を記録することを勧める ●頻尿や尿が出にくい，尿線が弱いなどの初期症状に気づいたら，早めの受診を勧める

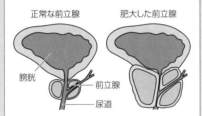

正常な前立腺　　　　肥大した前立腺

膀胱
前立腺
尿道

COLUMN

排尿日記

　「トイレに間に合わず漏らす」「残尿感がある」「排尿に時間がかかる」「力を入れないと排尿できない」「昼間に何度もトイレに行く」「夜間に何度もトイレで起きる」などの尿トラブルがあるとき，排尿日記（排尿記録）をつけて，医師に相談することが勧められています．

　排尿日記とは，起床から翌朝までの排尿時刻や排尿量などを記録する日記です．この記録から排尿パターンを把握することで，排尿ケアの質を高めることに役立ちます．

　排尿日記は各々の病院やクリニックで，その目的に応じて創意工夫され，いろいろなバージョンがありますが，基本的なパターンとして，以下があります．

①24時間，夜中も，外出時・仕事中も尿をするときは時刻と排尿量を計測して記載する．

②尿は計量カップに排尿して，出た尿の量を測る．

③記録は日付の記載と起床時間から記載を始める．起きて初めてのトイレに行ったら時間と出た尿量の記載を開始する．

④1日が終わり寝る前にトイレに入ったら記載をし，就寝時間も記入する．

⑤排尿日記は2日または3日間以上記録する．連続する2日間，3日間でなくても構わない．

精神疾患のある高齢者のケアのポイントは何，なぜそうするの

高齢者の精神疾患では，認知症以外に，うつ病，妄想性障害，不眠症などが介護の課題の多い疾患となっています．本人・家族に病気の理解を進めることが大切です．

初老期・老年期の精神疾患には，認知症以外に，気分障害（うつ病など），神経症性障害（不安障害・強迫性障害など），身体表現性障害（心気症など），妄想性障害，睡眠障害があります．

気分障害とは，気分の落ち込みなどの気分に関係する障害で，初老期・老年期にはうつ病がしばしば見られます．

身体表現性障害は，痛みや吐き気，しびれなどの身体症状に過剰にこだわってしまうものの，その症状を説明できる身体疾患が見られない心気症などを言います．

妄想性障害は，被害妄想や嫉妬妄想，物とられ妄想など種々の妄想を訴える障害群です．

睡眠障害は，加齢に伴い，不眠症や睡眠覚醒リズムの障害が見られるようになります．

疾患	病態・原因・症状	治療・ケアのポイント
うつ病	〈病態・原因〉 ●うつ病は，気分障害に分類され，米国精神医学会の診断基準（DSM-5）では，抑うつ気分あるいは興味，喜びの喪失が1日のほとんどや，ほぼ毎日，2～3週間続き，著しい機能障害を引き起こすほど重症である場合とされている ●原因は，解明されていないが，神経伝達物質のセロトニンやノルアドレナリンが関与していると考えられている ●高齢者のうつ病の要因には，退職・転居，病気，肉親・親しい人の死などのライフイベント，健康の減退，認知機能の低下，行動力の低下などによる慢性的なストレスがある ●高齢者は複数の疾患をかかえていることが多く，うつ病引き起こしやすい薬剤（インターフェロン，アルカロイド剤，副腎皮質ホルモン，血圧降下薬など），うつ病を引き起こしやすい病気（脳血管障害，パーキンソン病，クッシング病，心筋梗塞，がんなど）に注意が必要である 〈症状〉 ●精神症状：気が滅入る，むなしい，悲しい，無感動になる，やる気が起きない，不安になる，焦燥感を覚える，妄想［被害妄想［家族から疎外されていると思い込む］，心気妄想［自分が重い病気にかかっていると思い込む］など］が出る	〈治療〉 ●薬物療法：選択的セロトニン再取り込み阻害薬（SSRI：神経伝達物質にセロトニンの再取り込みを阻害してセロトニンを増やす薬），セロトニン・ノルアドレナリン再取り込み阻害薬（SNRI：セロトニンとノルアドレナリンを増やす薬），ノルアドレナリン作動性・特異的セロトニン作動性抗うつ薬（NaSSA：セロトニンとノルアドレナリンの神経伝達を増強する薬），三環系・四環系抗うつ薬（セロトニン・ノルアドレナリン活性を高める薬），抗不安薬，精神安定薬 ●精神療法：認知行動療法，問題解決療法，回想療法・ライフレビュー療法，行動活性化療法 〈ケアのポイント〉 ●心身の休養がしっかりとれるように環境を整える ●地域資源を活かし，孤立・閉じこもりを防止する ●会話や行動からうつ病の徴候を早期に発見し，早期に専門治療を受ける ●本人との対応に注意する：拒否や否定はしない，決めつけない，感情移入しすぎたり，振り回されたりしないようにする ●家族が対応するときの注意点を伝える：心配しすぎない，励まさない，患者探しをしない，ゆっくり休ませる，薬を正しく飲む，時には距離をおいて見守るようにする

	● 身体症状：疲れやすい，眠れない，食欲がない，めまい・耳鳴りがする，腹痛・胃部不快感がある，下痢・便秘・頻尿などがある ● 高齢者のうつ病では，精神症状として，つらい，悲しいなどの抑うつ気分より不安・焦燥感が強い，意欲や活動性の低下が目立ち，認知機能の低下がある，妄想が生じやすい，自殺念慮（じさつねんりょ）（死にたいという気持ち）がある，身体症状として，食欲低下や体重減少，頭重感，めまい，便秘などが前面に出るなどの特徴がある	● 抗うつ薬を規則正しく指示された通りに内服しているか確認する ● 抗うつ薬の副作用に注意し，医師からの説明を理解しているか確認する ● 自殺念慮に注意し，会話や行動にいつもと違う変化がないか観察する
妄想性障害	〈病態・症状〉 ● 妄想とは，現実的にはあり得ないことに対する，訂正がきかない誤った思い込みが見られる状態である ● 初老期・老年期は，妄想性障害を生じやすい年代であり，被害妄想（ひがいもうそう）や嫉妬妄想（しっともうそう）が多く見られる ● 被害妄想は，他者から自分が害を加えられるという妄想で，誰かに後をつけられている（追跡妄想（ついせきもうそう）），自分に関係のない出来事を自分に関係づけて考える（関係妄想（かんけいもうそう）），誰かに自分が監視されている（注察妄想（ちゅうさつもうそう）），自分の物が盗られる（物とられ妄想），自分の配偶者が他の異性と浮気していると思い込む（嫉妬妄想（しっともうそう））などがある ● 高齢者で見られる妄想の内容は具体的・現実的であることが特徴で，いかにもありそうな内容が見られる特徴がある	〈治療〉 ● 精神療法：医師と患者の良好な関係 ● 薬物療法：抗精神病薬（非定型抗精神病薬） 〈ケアのポイント〉 ● 発症の原因は特定されていないが，社会的孤立や経済状況の悪化などの社会的要因の関与が考えられているので，それが推測できる場合，要因の除去が可能か検討する ● 家族の病気の理解を進める ● 妄想への対応：①頭ごなしに否定もしないし，といって同調もしない，②訴えの真偽に焦点をあてるのではなく，本人が感じている不安やよりどころのなさに共感し，傾聴する ● 社会的要因に対して，家族との同居や社会資源導入などの環境調整を検討する
不眠症	〈病態・原因・症状〉 ● 不眠症とは，入眠または睡眠の維持が障害された状態をいう ● 不眠症は，①入眠障害（寝つきが悪く，なかなか眠れない），②中途覚醒（夜中に何度も目が覚めてしまう），③熟眠障害（ぐっすり寝た気がしない），④早朝覚醒（早朝に目覚めてしまい，それ以降眠れない）に分類される ● この4タイプのいずれかが，週2回以上，かつ1か月間以上続き，自らが苦痛を感じるか，社会生活または職業的機能が妨げられている場合に不眠症と診断される ● 高齢者の不眠症は，加齢による睡眠覚醒リズムの障害や，運動不足や長時間の昼寝などの生活形態，うつ病・認知症・アルコール依存などの精神疾患，夜間の頻尿や痛み，かゆみなどを生じる内科疾患，治療薬の影響，退職・死別・独居などの心理的ストレスなど多くの原因・要因が関与している	〈治療〉 ● 不眠の原因は多様なため，原因に応じた対処が行われる ● 睡眠薬：高齢者では少量で効きやすく，また副作用（ふらつき）も出やすいため，注意深く使用する必要がある 〈ケアのポイント〉 ● 室温・明るさなど就寝環境を整える ● 日中に日光を浴び，適度な運動を心掛ける ● 寝る・起きる時刻を規則正しく整える ● 規則正しく3度の食事をとる ● 昼寝をするなら，15時前の20〜30分とする ● 入眠前のアルコール・カフェイン・ニコチンなどの刺激物の摂取を避ける ● 生活形態の改善が必要な場合，家族の協力を求める ● 睡眠薬を服用している場合，日中の眠気やふらつきがないか確認する

3章

認知症への対応

なぜ、
認知症への理解
が求められるの？
認知症の症状って
何 のこと？
がわかる

種類・症状　　評価
利用者理解　　制度
アプローチ

認知症にはどんなタイプがあるの，ケアのポイントは何

A 認知症には，アルツハイマー型認知症，血管性認知症，レビー小体型認知症，前頭側頭型認知症の4つのタイプがあります．利用者の診断を確認し，各タイプによって異なる特徴的な症状に応じた対応が必要です．

認知症とは，「脳血管疾患，アルツハイマー病その他の要因に基づく脳の器質的な変化により日常生活に支障が生じる程度にまで記憶機能およびその他の認知機能が低下した状態」と介護保険法は定義しています．

1. 認知症の種類と特徴

●認知症の4タイプの特徴を表に示します．
●認知症のタイプによって，特徴的な症状が異なるので，症状に応じた対応を進めます．

認知症の病型と特徴

	アルツハイマー型認知症	血管性認知症	レビー小体型認知症	前頭側頭型認知症
原因	●神経原線維変化 (タウタンパクの凝集による神経脱落) や老人斑，神経細胞の障害によって起こる	●脳梗塞や脳出血などによる脳血管の梗塞によって起こる	●レビー小体という異常なタンパク質が，脳の表面を覆う大脳皮質に蓄積されることによって起こる	●脳の前頭葉と側頭葉前部の萎縮や血流低下によって起こる
病巣				
特徴的な症状	●近時記憶・エピソード記憶の障害 ●見当識障害 ●視空間認知の障害 ●妄想 (物とられ妄想)	●症状は障害を受けた脳部位によって異なる ●手足のしびれ・麻痺 ●夜間せん妄 ●まだら認知症など	●幻覚，特に幻視 ●パーキンソニズム (転倒しやすい) ●幻覚・妄想に基づく不安，焦燥，興奮，異常行動 ●睡眠障害	●社会的行動や人格の異常 ●進行性非流暢性失語 (滞続言語) ●常同行動 (時刻表的な生活)
経過・人格の変化	●徐々に進行する ●人格は晩期に崩壊	●階段状，突発性に悪化する ●人格は保たれる	●変動しながら進行性に悪化する ●アルツハイマー型認知症よりも経過が早い ●人格は晩期に崩壊	●徐々に進行する ●人格は早期に崩壊
ケアのポイント	●手続き記憶，意味記憶は比較的保たれやすいことを念頭に本人と接する ●幼少期の記憶を呼び起こす歌や写真などがコミュニケーションに有効な場合もある	●精神活動性を上げるためにデイケアを活用する ●規則正しい昼夜の生活リズムで夜間せん妄を防ぐ ●転倒を予防する	●幻視，幻聴，妄想に対する治療として，抗精神病薬，抗パーキンソン病薬が用いられることがあるので，副作用に注意する	●手続き記憶，エピソード記憶，視空間認知能力を活かした場面を設定する ●影響を受けやすい，時刻表的な生活という症状の特性を介護に活用する

抗認知症薬の作用と副作用

一般名	商品名	作　用	適　応	副作用
ドネペジル塩酸塩	アリセプト	アセチルコリンエステラーゼ阻害作用	アルツハイマー型認知症の認知症症状進行抑制	失神，徐脈，心ブロック，胃・十二指腸潰瘍，肝障害，ふるえ，悪性症候群
ガランタミン臭化水素酸塩	レミニール	アセチルコリンエステラーゼ阻害作用，アセチルコリン受容体の増強作用	軽度・中等度のアルツハイマー型認知症の認知症症状進行抑制	失神，徐脈，心ブロック，QT延長，食欲不振，不眠症，頭痛，悪心・嘔吐，下痢，倦怠感など
リバスチグミン経皮吸収型製剤	リバスタッチパッチ，イクセロンパッチ	コリンエステラーゼ阻害作用，アセチルコリン増加作用	軽度・中等度のアルツハイマー型認知症の認知症症状進行抑制	狭心症，心筋梗塞，徐脈，心ブロック，洞不全症候群，痙攣発作など
メマンチン塩酸塩（NMDA受容体アンタゴニスト）	メマリー	グルタミン酸神経系の機能異常の抑制	中等度・高度アルツハイマー型認知症の認知症症状進行抑制	痙攣，激越，攻撃性，妄想，めまい，頭痛，肝機能異常，便秘，食欲不振など

2. 認知症の薬物療法

●治療薬・改善薬も病型によって異なります．剤形，用法用量，副作用が異なるので，どの薬が処方されているかを確認しておくことも大切です．

・アルツハイマー型認知症：アセチルコリンを分解する酵素の働きを阻害し，脳内のアセチルコリンを増加させる薬が用いられます．ドネペジル塩酸塩｛（アリセプト），ガランタミン（レミニール），リバスチグミン（イクセロン，リバスタッチ）｝，NMDA受容体阻害薬のメマンチン塩酸塩（メマリー）があります．

・血管性認知症：脳循環代謝を改善する薬物（グラマリール，ドグマチール，セロクラールなど），脳血管障害の再発を予防する抗血小板薬（ワーファリン，バイアスピリン，パナルジンなど）が用いられます．

・レビー小体型認知症：ドネペジル塩酸塩（アリセプト）などが用いられます．

・前頭側頭型認知症：精神症状に対して，SSRI（選択的セロトニン再取り込み阻害薬）

［フルボキサミン（ルボックス），パロキセチン（パキシル），エスシタロプラム（レクサプロ）］や抗精神病薬が用いられます．

3. 認知症の非薬物療法

●認知機能のリハビリテーションや生活機能のリハビリテーションがあります．

●具体的な療法には，音楽療法，回想法，園芸療法などがあります（次項参照）．

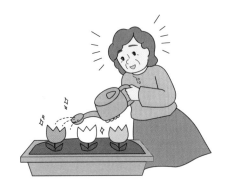

Q 認知症の中核症状と行動・心理症状って何

A 記憶障害，見当識障害，理解・判断の障害，実行機能障害を中心とした認知機能障害を「中核症状」，認知機能障害が原因で起こる混乱した行動と心理の症状を「行動・心理症状（BPSD）」と言います．質の高い認知症ケアによって中核症状を抑え，行動・心理症状の改善を図ることがケアの目標となります．

認知症の症状は，かつては「中核症状」と「周辺症状」あるいは「随伴症状」と分類されていました．しかし認知症は，病気の進行に伴って，さまざまな混乱した行動を起こしはじめ，それらがばらばらに混在するのでなく，また随伴しているのでもなく密接に関連しているため，認知機能の低下を「中核症状」，その他の精神症状や問題行動を「行動・心理症状（BPSD）」と呼ぶことになりました（1999年の国際老年精神医学）．

1. 中核症状

人の認知機能に関わっている脳細胞が壊れることによって，その細胞が担っていた機能が失われたために生じる症状です．

● 記憶障害：記銘力，記憶保持，想起力の低下です．新しいことが覚えられない，以前のことが思い出せない症状が現れます．即時記憶→近時記憶→遠隔記憶の順に失われやすいとされます．

● 見当識障害：記憶障害，理解力と判断力の低下のために時間・場所・人物の見当がつけられなくなります．

● 理解・判断の障害：日常生活や職業に関連した問題を手順よく計画的に処理できない障害です．

● 実行機能障害：計画を立てたり，順序立てたり，物事を具体的に進めていったりする能力が損なわれる状態です．

● 中核症状の治療には薬物療法が行われます（前頁参照）．

中核症状とBPSD

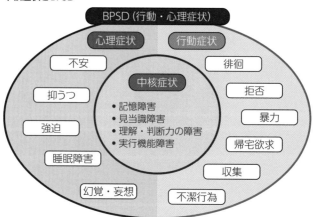

2. 行動・心理症状

　認知機能障害が原因で起こる行動と心理の症状で，「怒りっぽくなる」「誰かが大切な物を盗ったと思い込む」「繰り返し同じ質問をする」などの症状です．
● 行動症状：徘徊，拒否，暴力・暴言，帰宅欲求，収集，不潔行為．
● 心理症状：不安，抑うつ，脅迫，睡眠障害，幻覚・妄想．
● うつや不安，妄想，幻覚，徘徊，暴力行為といったBPSDに対する治療には，抗うつ薬や抗精神病薬，睡眠導入薬などによる薬物療法と非薬物療法があります（表参照）が，非薬物的な介入が最優先されます．

BPSDの薬物療法

種類	想定される認知症への使用	主な薬剤
抗精神病薬	焦燥，興奮，攻撃性または精神病症状	リスペリドン，ペロスピロン，クエチアピン，オランザピン，アリピプラゾールなど
抗うつ薬	うつ症状，前頭側頭型認知症の脱抑制，情動行動，食行動異常，不眠，せん妄など	パロキセチン，セルトラリン，エスシタロプラム，ミルナシプラン，デュロキセチン，ミルタザピン，アモキサピン，ミアンセリンなど
睡眠導入薬	入眠障害，中途覚醒/早朝覚醒	ゾルピデム，ゾピクロン，エスゾピクロン，クアゼパム，ラメルテオン

BPSDの非薬物療法

行動に焦点をあてた療法	● 個別対応 ● 環境調整
感情に焦点をあてた療法	● 回想法 ● バリデーション療法（確認療法）
行動・感情に焦点をあてた療法	● 現実見当識訓練（リアリティオリエンテーション法）
刺激に焦点をあてた療法	● 音楽療法 ● 芸術療法 ● ペット療法 ● 園芸療法など

─ ケアのポイント ─

● 周囲の人が適切に対応することが基本です（125頁参照）．
● 中核症状に認知症の人が感じるストレスや不安感，不快感，混乱などが加わることにより，BPSDが出現することが多いとされています．前兆や軽度の段階で気づいて，早期発見し，重症化を防ぐことが大切です．
● 不適切なケアがBPSDを悪化させる悪循環を生じさせると言われています．認知症のある高齢者に適切に対処することが重要です（126頁参照）

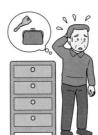

認知症の人ってどういう状態，認知症に共通する感情ってあるの

 認知症の人は，物忘れによる失敗や，思い通りに事がうまくいかなくなるなど，不安や不自由さを感じています．認知症の人が感じている状況と，そこから生じる心理・感情を理解することが大切です．

認知症は，記憶力の低下と認知能力の低下が認められる病気です．それが合わさって，表に示すような症状を示します．

1. 記憶力の低下（物忘れ）と認知能力の低下

●老化による物忘れは，一部分を忘れる，忘れっぽさの自覚がある，見当識障害は見られないことに対して，認知症の物忘れは，体験全体を忘れる，物忘れの自覚に乏しい，見当識障害が見られるという特徴があります．

2. 認知症の人が体験している世界[*]

●認知症の人が体験している世界を理解することが大切です．

・思い通りに事が運ばないことが多いことからイライラする．

・今まで何をしていたのか，これから何をするのかわからないから不安を感じる．

・ここがどこなのかどうやってここに来たのかわからない．周りの人も誰だかわからない．

・周囲の人からいろいろ言われることが，身に覚えがない．「言ったでしょう」と言われるがそんな覚えはない．無性に腹が立つ．

・目の前からどんどん物が無くなる気がする．周りの人はそんなことをわかってくれない．盗まれたような気がする．

●根底は不自由さに苦しんでいる状態にあります．

3. 認知症の人の心理的特徴[*]

●認知症の人の心理的特徴を理解することが大

認知症の症状の特徴

- ●本人が訴えてくるというより，家族が気づいて様子を伝えることが多い
- ●同じことを何回も言ったり，聞いたりする
- ●物の名前や人の名前が出てこない
- ●置忘れや，しまい忘れが目立つようになる
- ●以前あった興味や関心が薄れてくる
- ●今日の年月日・曜日が出てこない
- ●時間や場所の感覚が不確かになった
- ●話している内容がわからなくなり，つじつまの合わない話になる
- ●体験したことの全部をすっかり忘れてしまう

切です．

・常に不安な状態にあることから持続する不安感があります．

・不愉快な気持ちが慢性化していることから慢性的な不快感があります．

・焦燥感や怒りの感情があります．

・被害感から被害的になり訂正がきかなくなっています．

・判断力が低下していることから混乱状態にあります．

・感情が変わりやすいことから，環境変化に敏感に反応します．

・自発性低下やうつ状態によって，行動力が低下し落ち込みやすくなります．

[*]加藤伸司：認知症の人と家族のこころの理解．令和元年度認知症リンクワーカー養成研修資料，2019を元に作成

認知症の人と接するときのポイントは何，なぜそうするの

 「認知症の人は病気の自覚はない」は大きな間違いです．病気の自覚があり，さらに認知症への不安，抑うつを持つ人であることを前提に，「自尊心を傷つけない」ことが最も重要です．

物忘れによる失敗や，今まで普通にやっていた家事や仕事が思い通りにいかなくなるなど，認知症の症状に最初に気づくのは本人です．病気の自覚があり，認知症を心配して不安や抑うつを持っていること，秘めている可能性のあることを前提に，認知症の人に接することが重要です．

1. 認知症の人の秘めている可能性[*]

●認知症の人の感覚，情緒，長期記憶，結晶性知能は残っており，可能性が秘められていることを理解して接することが大切です．

・見る，聞く，味わう，嗅ぐ，触るという五感は残っています．感覚への心地よい刺激が認知症の人の暮らしを豊かにします．

・喜怒哀楽／恥ずかしい，好き─嫌い，誇り，思いやりなどの情緒は豊かに生きています．自尊心を傷つけないことが大切です．

・長期記憶は残っていることが多いので，昔の記憶は宝物です．得意だったこと，懐かしいことはよみがえりやすいので，「今を生きるための心の栄養」となります．

・習慣で染みついた動作／得意なこと，張り合いごとは結晶性知能として残っています．身体で覚えた記憶の威力を活用することが大切です．

2. 認知症の人への接し方[*]

・放っておくのではなく見守る：危なくないか常に観察する．

・わかる言葉で簡潔に話す：高齢者に理解しやすい言葉を使い，一度に多くのことを伝えるのではなく，1つ1つ話す．

・プライドを傷つけない：間違った言動を叱ったり，無理に訂正したりしない．

・スキンシップを頻繁にとる：手を握る，温かいまなざしなど，残っている感情面に積極的に働きかける．

・相手のペースを守る：急がせると興奮しやすくなるのでゆっくり待つ．

・孤独にさせない：できるだけ声かけをし，買い物など行動を共にする．

・急な環境の変化は避ける：どうしても変えなければならないときは少しずつ慣らす．

・身だしなみを整える：症状が進むと無気力や無関心になり，着替えや顔を洗うといったことをしなくなる．この状態は認知症状態をさらに進行させるので，身だしなみは毎日整え，ときにはお化粧をすることも効果があると言われている．

[*]厚生労働省ホームページ「認知症ケア法─認知症の理解」（https://www.mhlw.go.jp/content/11800000/000701055.pdf）p.21，p..22より引用

認知症の人との接し方

視野に入って話す	ゆったり，楽しく	感情に働きかける
昔話を聞く	自尊心を傷つけない	現実を強化する
話を合わせる	わかる言葉を使う	簡潔に伝える

[*]厚生労働省：認知症ケア法─認知症の理解．https://www.mhlw.go.jp/content/11800000/000701055.pdf　p.21，22を元に作成（2023年3月27日検索）

認知症のある高齢者の対処に困ったときどうすればいいの

　認知症のある人に対処するのが困難な場面では，それがどうして「問題」なのか，誰にとって「問題」なのか，困ったときの考え方を整理しておくことが必要です．不適切なケアは，BPSDをさらに悪化させます．

　認知症のある人への対処に困難な状況は，さまざまです．困難な場面・状況に対して，それがどうして「問題」なのか，誰にとって「問題」なのか，困ったときの考え方を整理しておくことが必要です．

●説明をいくらしても，本人には伝わらないのは，本人に悪気はないし，わざとしているわけではないからです．

●行動・心理症状（BPSD）は，介護者に大きなストレスを与え，不適切なケアが起こりやすくなりますが，不適切なケアが認知症の人にストレスを与え，BPSDがますます悪化していくという悪循環を生みます．

●「問題」行動に対して，①それは本当に問題なのか，②どうしてそれが問題なのか，③誰にとっての問題なのか，④行動によって何を伝え

ようとしているのか，⑤生活の質を高める方法で解決できないか，を考えていくことが大切です*．

*加藤伸司：認知症の人と家族のこころの理解．令和元年度認知症リンクワーカー養成研修資料，2019を元に作成

不適切ケアがBPSDをさらに悪化させる悪循環

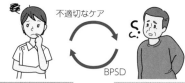

認知症の人にどう対処する

対処困難場面	行動の背景・理由	対処法
物とられ妄想 お金や貴重品を盗られた，誰かが盗んだ 財布を誰かが盗んだ	●エピソード記憶の障害から，新しい記憶が抜けてしまって，例えば財布を引き出しにしまったことを忘れる ●「気持ちを理解して欲しい」「話を聞いて欲しい」といった気持ちが隠れている ●頼りたいけど頼りたくないという相反する気持ちが現れている	●「置き忘れたんでしょ」などと言い分を頭ごなしに否定したり，対立したりはしないで，まずよく話を聞く ●一緒に探してあげて，本人が見つけ出せるように「この引き出しの中は？」と誘導したり，見つかったら一緒に喜ぶ ●「おやつを食べましょう」などの声かけをして，気持ちを他に向かわせる
オウム返し 同じことを繰り返し何度も話す	●話したこと自体を忘れている	●話を変えたり，一度受け入れてたりして話をそらす ●ご飯を食べたばかりなのに，「ご飯まだ？」と何度も尋ねてきたときは，「さっき食べたでしょ！」と否定しないで，「今支度しているから待ってね」と一度受け入れ，温かい飲み物やおやつなどを渡す

人物誤認 （じんぶつごにん） 人を間違える	● 叱られたことがきっかけで起こりやすく，叱ってきた人を知らない人にしたいという思いがある	● 真に受けず，違う話題を振ったり，距離を置いてみたりする
徘徊 （はいかい） 無目的に歩き回る 道がわからなくなった 思っていた家と場所が違った	● 目的を忘れてしまう ● 自分の居場所がわからなくなり不安が強まる	● 閉じ込めることに目を向けず，リスクのある1人歩きをさせないようにする ● 見守りのある安全な外出ができるようにする ● 名前や連絡先がわかるものを身につけてもらう ● 近所の人に声をかけてもらう
攻撃・暴力 興奮しやすい かんしゃくや暴力を起こす	● 感情のコントロールができない ● 周囲の行動を理解できない ● 思い通りにできなくなったり，自分の思いを上手く言葉で表せなかったりして苛立ちや不安，焦りがある ● 自分が攻撃されていると感じ，抵抗している	● 否定したり叱ったりせず，本人を追いつめない ● 別の人に対応してもらったり，本人が落ち着ける環境へ移動してみたりする ● いったん距離を置き，危険な行動をしないか見守る ● 普段から安心できるような対応や環境を心がける
失禁 トイレに行くまで間に合わないで濡れている	● トイレが間に合わない ● トイレの場所がわからない	● 寝る前に定期的にトイレに誘う ● 貼り紙をして夜は照明をつけトイレの場所をわかりやすくする ● ポータブルトイレの利用を考えてみる
食事拒否 食べることを忘れる 水分をとりたがらない 手づかみで食べようとする	● 食べ物を認識していない ● 食べ方を忘れている	● 「甘い苺よ」「温かい煮物よ」といった声かけをして食べ物であることを認識してもらう ● 本人と一緒に食事をとる ● 食事の盛りつけや形態を工夫する
服薬拒否 治療薬を飲んでくれない	● 危険なものを飲ませようとしている，毒を盛られているのではないかと思っている ● その薬の必要性を理解していない ● 薬が飲み込みづらい	● 無理に飲ませようとしない ● 何かに混ぜて飲ませようとしない ● 薬の種類を変えてもらったり，薬の数を減らしてもらったり，専門家に相談する ● お薬手帳を見せたり，医師が書いたメモなどを本人に渡す
トイレ拒否 トイレの水を流さず，後始末ができない おむつを拒否する	● トイレが怖い ● トイレの言葉や場所がわからない ● トイレ介助が恥ずかしい	● プライバシーや本人の尊厳を理解した上で，トイレへ誘導する ● 尿意・便意を感じるタイミングで声かけをする ● 排泄の記録をつけておく
外出拒否 散歩に出ない デイサービスへ行かない 通院しない	● 外出することに不安感を感じている ● 外出することに意欲がわかない	● 安心して外出できる環境を作る ● 外出が楽しいことであると感じてもらうようにする

入浴拒否 入浴を嫌がる	● 入浴が必要と思っていないい ● 入浴がめんどうくさい ● 入浴介助に負のイメージを持っている	● 本人の入浴の仕方を尊重する ● 本人が最小限の支援で入浴できるような安全な環境を整える ● 本人自ら入りたいと思えるよう，入浴剤などを工夫する
着替え拒否	● 着替えの仕方がわからない ● 着替えに対する集中力，注意力が低下している ● 着替えでバランスを崩すことが怖い ● 腕を通そうとしたときに痛みがあった（痛い記憶だけ残っている） ● 着替えの介助をされるのが嫌だ	● 着心地がよく脱着しやすい服を選ぶ ● なるべく最低限の介助で，自立した着替えができるように対応する
せん妄 突然に興奮する 感情が不安定になる 異常行動が見られる	● アルツハイマー型認知症やレビー小体型認知症では，症状の1つとして現れることが多いことを理解して対応する	● 周囲の人は，一旦心を落ち着かせる ● 無理に制止しようとしたり，むやみにどなったりしない ● 優しく声かけする ● 静かで落ち着ける環境を作る
異食行動 危険な物を食べる 目に入ったものを次々と食べてしまう	● 食べ物を区別することができない ● 満腹感を感じなくなる ● 味覚障害がある	● たばこ・電池類・ビニール・薬品などの食べてしまうと危険なものは本人の手の届かないところで保管する ● 食事を小分けにし，回数を増やす ● 生活リズムを整える
幻覚・幻視 見えないものが見える	● 認知症患者に見られる症状であることを理解して対応する	● 頭ごなしに否定をしない ● 安心できるよう声かけする ● 環境を整える
収集癖 いろいろな物を集める	● 周りの注目を引こうとしている ● 物不足の不安感から集める ● 非常時のために集めている ● 片づける場所を忘れた	● 本人に黙って捨てたり，片づけたりしない ● 集めている理由を聞いてみる
弄便 便をいじる	● においを感じづらくなり，便臭が充満していても本人は気にならない ● 和式トイレの記憶から，床を汚したら掃除をしなくてはいけないと感じている ● 自分で掃除をすることがうまくできず，ますます汚してしまった，汚れた手を綺麗にするために壁などで拭いてしまった ● おむつにした便に不快感を感じ，手を綺麗にしようとして周りで拭いた	● 排便のコントロールをする ● トイレ習慣を確認し，習慣づける ● ポータブルトイレの設置，オムツ交換のタイミングを増やす

パーソンセンタードケアって何，どう進めるの

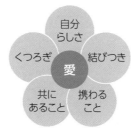 パーソンセンタードケアとは，認知症のある人を1人の人間として尊重し，本人の立場に立って理解しケアを進める考え方です．認知症のある人の5つの状況的要素と5つの心理的要素からの理解が進められます．

パーソンセンタードケアとは，認知症のある人を「何もできない人」だと決めつけるのではなく，1人の人間として尊重し，その人の立場に立って考え，ケアを行うという考え方で，現在のわが国の介護現場で主流となってきています．この考え方は，1980年代に英国の心理学者であり牧師，大学教授でもあったトム・キットウッドにより提唱されました．

パーソンセンタードケアでは，認知症のある人の5つの状況的・背景的要素と5つの心理的要素と，それらの相互作用から，その人らしさを理解してケアしていくことが強調されています．

1. 認知症のある人を理解する5つの要素

認知症のある人を深く理解するには，下記5つの要素について知る必要があります．
● 脳の障害：脳血管障害，アルツハイマー病など神経系の機能や構造の変化に伴う症状．
● 性格傾向：性格，気質，能力，対処スタイル，防衛機制など．
● 生活歴：成育歴，職歴，趣味など．

● 健康状態，感覚機能：既往歴，現在の体調，視力・聴力などの感覚機能．
● 本人を取り巻く社会心理：人との関わり，周囲の人の認識，活動，環境など．

2. 認知症のある人の5つの心理的要素

認知症のある人の気持ち（心理的ニーズ）を知ることが大切です．キットウッドは，下記の5つの心理的要素をあげ，これを5つの花びらになぞらえ，その中心部に「愛」を据えました．
● 自分らしさ：過去があって今の自分があり，自分はほかの誰でもない唯一の存在であるということ．
● 結びつき：人とのつながり，特定の物や行為への愛着やこだわり．
● 携わること：1人の人間として何か役立ちたい，昔から培ってきた技術や知識を活かしたい．
● 共にあること：人の輪の中で，安心感を覚えること．
● くつろぎ：くつろぎがあること．

認知症のある人の心理的要素

Q 回想法って何，どう行うの

A 回想法は，懐かしい写真や本，音楽，なじみの道具などを用いて，過去の経験を語ったり，思いをめぐらしたりすることで，いきいきとした心を取り戻すアプローチです．

認知症の人へのアプローチ法として，回想法があります．懐かしい写真や本，音楽，なじみの道具などを用いて，過去の経験を語ったり，思いをめぐらしたりすることで，いきいきとした心を取り戻すことをねらいとしたアプローチです．1960年代に米国の精神科医ロバート・バトラーによって高齢者に対する心理療法の1つとして提唱されました．

認知症高齢者だけでなく，がん末期患者やアルコール依存症患者を対象に行っている施設もあります．「子どもの頃の思い出」「家族」「祭り」「戦時中の体験」などをテーマとして，自分自身を大切に思う気持ちを高め，他者との交流や発語を増やし，表情を豊かにするといった効果があります．

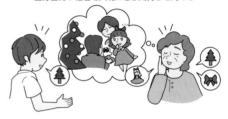
昔の思い出や家族のことを聴いて，
自分自身や他者を大切に思う気持ちを高める

をして回想に導く方法と，あらかじめ決めたテーマについて面談の形で話をする方法があります．

● 在宅ケアの場で，コミュニケーションの一環として，昔の思い出を聴いたり，昔良く聴いていた音楽をかけたり，懐かしい家具や道具を見たりしながら回想法を進めることができます．

1. 方法

方法には，10名前後のグループで行うグループ回想法と，個別に行う個人回想法があります．

1) グループ回想法

● グループ活動に参加することのできる利用者で10名前後のグループを作り，リーダーとサブリーダーのスタッフがグループワークを進めます．通常8〜10回を1クールとし，1回1時間ほど実施します．

● 事前に利用者の個人情報や生活歴などを把握し，利用者の触れられたくない話題は避けるようにします．

2) 個人回想法

● 利用者と日常会話からスタートして自由に話

2. 注意点

● プライバシーを守ります．守秘義務を守ることが大原則です．

● 安易な肯定や否定はしないで利用者のペースに任せて傾聴を心がけます．利用者の赤裸々な過去に，否定的な表情や態度を示してしまうことは避けます．

● グループ回想法では，他人の反応から利用者の尊厳を守ることが大切です．他の参加者が利用者の過去の話に否定や反論が出る可能性があります．回想を通して，その人に学び，敬うことが大切です．

● 心地よく終えることができるよう，楽しい思い出や，希望の持てる話題で締めましょう．

Q 認知症を予防したり，進行を遅らせたりするにはどうしたらいいの

A 認知症の予防とは，「認知症になるのを遅らせる」「認知症になっても進行を緩やかにする」という意味で，運動が効果的であるとされています．実際的な方法は，ウォーキングなどの有酸素運動に認知課題の組み合わせる，デュアルタスク運動（コグニサイズ）が推奨されています．

政府が2019年6月に発表した「認知症施策推進大綱」では，「認知症の発症を遅らせ，認知症になっても希望を持って日常生活を過ごせる社会を目指し認知症の人や家族の視点を重視しながら『共生』と『予防』を車の両輪として施策を推進する」と述べられています．

「共生」とは，「認知症の人が，尊厳と希望を持って認知症とともに生きる，また，認知症があってもなくても同じ社会でともに生きる」こと，「予防」とは，「認知症にならない」という意味ではなく，「認知症になるのを遅らせる」「認知症になっても進行をゆるやかにする」と定義されています*．

1. 予防のコンセプト

● 認知症の発症を遅らせることができる可能性として，①運動不足の改善，②糖尿病や高血圧症等の生活習慣病の予防，③社会参加による社会的孤立の解消や役割の保持等があげられています．

● 予防を推進するために，①高齢者等が身近で通える場「通いの場」の拡充，②エビデンスの収集があげられています．

2. 予防の具体策

● 「通いの場」の拡充として，自治体による運動，レクリエーション，認知的トレーニング，音楽，調理などの取り組みが行われてきていますが，「運動や，運動と認知課題を同時に行うデュアルタスク運動，あるいはそれらの複合プログラム」が認知機能低下予防に効果があるとされています**．

デュアルタスク運動の例

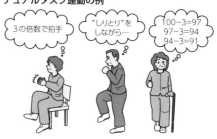

● 運動は，ウォーキングやジョギング，水中歩行などの有酸素運動を20〜30分程度ややきついと感じる強度で行うことが効果的とされています．

● デュアルタスク運動とは二重課題運動ともいい，有酸素運動をしながら（＝運動課題），頭を使う（＝認知課題）運動で，複数の課題を同時に行うことを指します．

● デュアルタスク運動のプログラムとして，国立長寿医療研究センターは，コグニサイズ（COGNICISE）を開発しました．Cognition（認知）とExercise（運動）を組み合わせたもので，ウォーキングをしながら足し算や引き算を行ったり，階段を上りながらしりとりをしたりする運動です***．

*厚生労働省：認知症施策推進大綱 認知症施策推進関係閣僚会議（令和元年6月18日），https://www.mhlw.go.jp/content/000522832.pdf（2023年3月27日検索）

**荒井秀典，山田実編：介護予防ガイド 実践・エビデンス編．国立長寿医療研究センター，https://www.ncgg.go.jp/ri/topics/documents/cgss2.pdf（2023年3月27日検索）

***コグニサイズ 認知症予防に向けた運動．国立長寿医療研究センター，https://www.ncgg.go.jp/ri/lab/cgss/department/gerontology/documents/cogni.pdf（2023年3月27日検索）

認知症を持つ高齢者の日常生活の自立度レベルを判定する指標に「認知症高齢者の日常生活自立度判定基準」(厚生労働省)があります.

「認知症高齢者の日常生活自立度判定基準」は,厚生労働省老人保健福祉局長の老発第0403003号として通知されたものです(平成5年10月26日,改正平成18年4月3日).認知症高齢者の介護の必要度を客観的・短期間に判定することを目的に作成されています.

1. 評価項目

●対象高齢者の認知症の状態について日常生活の自立度をⅠランク(自立),Ⅱランク(要見守り),Ⅱaランク(家庭外),Ⅱbランク(家庭内でも),Ⅲランク(要介助),Ⅲaランク(昼中心),Ⅲbランク(夜中心),Ⅳランク(全般的に介護),Mランク(専門的介入が必要)の9段階で評価します.

2. 活用場所

●要介護認定の認定調査や主治医意見書で用いられており,審査判定の際の参考として利用されています.

●介護現場では,ケアプランや通所介護計画書,個別機能訓練計画書において基本情報として記載されています.

認知症高齢者の日常生活自立度の判定基準

ランク	判定基準	見られる症状・行動の例
Ⅰ	何らかの認知症を有するが,日常生活は家庭内及び社会的にほぼ自立している.	
Ⅱ	日常生活に支障を来たすような症状・行動や意思疎通の困難さが多少見られても,誰かが注意していれば自立できる.	
Ⅱa	家庭外で上記Ⅱの状態が見られる.	たびたび道に迷うとか,買物や事務,金銭管理など,それまでできたことにミスが目立つ等
Ⅱb	家庭内でも上記Ⅱの状態が見られる.	服薬管理ができない,電話の応対や訪問者との対応など一人で留守番ができない等
Ⅲ	日常生活に支障を来たすような症状・行動や意思疎通の困難さが見られ,介護を必要とする.	
Ⅲa	日中を中心として上記Ⅲの状態が見られる.	着替え,食事,排便,排尿が上手にできない,時間がかかる. やたらに物を口に入れる,物を拾い集める,徘徊,失禁,大声・奇声をあげる,火の不始末,不潔行為,性的異常行為等
Ⅲb	夜間を中心として上記Ⅲの状態が見られる.	ランクⅢaに同じ
Ⅳ	日常生活に支障を来たすような症状・行動や意思疎通の困難さが頻繁に見られ,常に介護を必要とする.	ランクⅢに同じ
M	著しい精神症状や問題行動あるいは重篤な身体疾患が見られ,専門医療を必要とする.	せん妄,妄想,興奮,自傷・他害等の精神症状や精神症状に起因する問題行動が継続する状態等

厚生労働省:認知症高齢者の日常生活自立度. https://www.mhlw.go.jp/topics/2013/02/dl/tp0215-11-11d.pdf (2023年3月27日検索)

よりよい認知症ケアにつなげるために，ケアの評価を どうすればいいの

A 認知症ケアの理念が，施設や事業所で共有されていることが前提です．その上で，医療 の質評価に用いられている，ドナベディアンの質評価モデルを介護サービスの質評価に活 用することも有用です．

　認知症ケアを評価するには，認知症ケアの理念が，施設や事業所で確立し，共有されていることが前提です．認知症ケアの理念は，認知症の人や家族の尊厳，希望を失うことのないように，その人がその人らしい生（生命，生活，人生）をまっとうできるよう支えていくことでしょう．

　認知症の人との接し方，アセスメントとケアプラン，さまざまな人・職種との協働，ケアの実践と結果の評価などが，ケアの質を支える理念となります．

　医療の質評価の基本的考え方に，米国の医師・公衆衛生学者であるアヴェディス・ドナベディアンの質評価モデルがあります．これは，医療の質を構造（ストラクチャー）―過程（プロセス）―結果（アウトカム）の3側面から評価するもので，この3側面から認知症ケアを評価することも有用でしょう．

1. 構造（ストラクチャー）面からの 評価

●医療や介護を提供する構造であり，人的，物的，財政的資源を指し，認知症ケアでは，職員・専門職の数や配置，施設・事業所の規模，施設構造などが評価の指標となります．
●事業所で行う構造評価では，運営理念・組織，経営・人事，労務管理，看護サービスの運営基準，感染管理，事故，緊急対策，記録・情報管理，教育・研修・研究などが指標となります．

2. 過程（プロセス）面からの評価

●医療や介護を提供するプロセスであり，事業者・従事者と患者の間の相互作用を評価するもので，認知症ケアでは，ケア内容の適切性，従事者の患者に対する接遇・コミュニケーションなどが評価の指標となります．
●事業所で行うプロセス評価では，アセスメント・計画・評価，日常生活・療養生活のケア，医療処置，リハビリテーション，感染管理，ターミナルケア，精神的援助，権利擁護，家族支援の実践内容をマニュアルなどを活用して評価することが大切です．

3. 結果（アウトカム）面からの評価

●医療や介護によって患者にもたらされた結果としての健康状態の変化を評価するものであり，身体的生理的側面だけでなく，社会的心理的側面の改善や患者の満足度なども評価の指標となります．認知症ケアでは，利用者のQOLやADLの改善度，社会参加などが指標となります．
●事業所で行うアウトカム評価では，高齢者は身体・精神機能の悪化・改善を繰り返すことが多く，評価する時点によってまったく異なった判定となりうることから，評価時点の設定が困難であること，居宅系介護サービスは，さまざまなサービスを組み合わせて利用しているケースが多く，提供される介護サービスの中のどのサービスが効果的であったかの判断が困難であることが指摘されています．

Q 認知症の重症度をどう把握するの？それぞれの時期に適した専門機関やサービスには何があるの

A 認知症の重症度を把握し，障害されている機能・生活課題を支援する，相談先や，いつ，どこで，どのような医療・介護サービスを受ければいいのか，重症度に応じたケアプランを考えることが重要です．

認知症は，時間をかけて進行していく病気であるので，早期発見と進行を遅らせる治療とケアが重要です．

認知症による機能障害の重症度を判定し，特に障害されている機能を把握して，重症度に合わせた地域での資源を整理し，利用できるサービスを明確化して，ケアプランを具体化していく必要があります．

1. 認知症の重症度

●認知症の進行は，一般には，前兆（軽度認知障害），初期（軽度認知症），中期（中等度認知症），末期（重度認知症）の4つの進行段階に分けられます．

●日常生活の状態から認知症の重症度を評価するスケールに臨床的認知症尺度（Clinical Dementia Rating：CDR）があります．CDRは，記憶，見当識，判断力と問題解決能力，地域社会活動，家庭生活および趣味・関心，介護状況の6項目について，5段階で認知症の重症度を評価するスケールで，家族など認知症患者の日常生活を把握している周囲の人の情報をもとに評価します．

2. 進行度による地域資源の活用

1) 前兆〜初期：相談・診断

●前兆が見られた場合の資源には，かかりつけ医，地域包括支援センター，認知症初期集中支援チームがあります．

●かかりつけ医：認知症の疑いや心配があるときには，相談や専門医療機関への紹介などを担います．

●地域包括支援センター：地域の高齢者の総合相談，権利擁護や地域の支援体制づくり，介護予防などの援助を行います．予防・福祉・ケアマネジメントを担う専門職が配置されています．

●認知症初期集中支援チーム：認知症が疑われる人や認知症の人と家族を訪問し，アセスメント，家族支援などの初期の支援を包括的，集中的（おおむね6か月）に行い，自立生活のサポートを行うチームです．

2) 初期〜中期：診断〜日常診療

●認知症の初期症状が見られた場合，神経内科や精神科などの専門医を受診すること，病状の進行を遅らせたり，QOLを改善したりする治療やケアが必要になります．

●認知症専門の診療所や認知症専門の病院，また地域のケアマネジャーなどの支援が必要になります．

●ケアマネジャー：要介護認定申請の代行や，ケアプランの作成，各種サービスの調整を行います．

●認知症カフェ：認知症の人やその家族が地域の人や専門家と相互に情報を共有し，お互いを理解し合う場です．

●チームオレンジによる支援：診断後の早期の空白期間等における心理面・生活面の早期からの支援を行うチームです．認知症の人の悩みや家族の身近な生活支援ニーズと認知症サポーターを中心とした支援者をつなぐ仕組みです．

●デイサービス等の居宅サービス，ショートステイ等を利用したサービス．

3) 中期〜末期：日常診療〜症状悪化

●認知症が進行すると，介護や支援を必要とすることが多くなり，この時期には，訪問看護・介護サービス，介護老人保健施設（老健），特別養護老人ホーム（特養），グループホーム，認知症疾患医療センター，精神医療機関などの資源が必要になります．

●老健施設，特養，グループホームなど：症状悪化などで，在宅での介護が困難になった際，施設サービスを受ける機関です．

●認知症疾患医療センター：認知症の鑑別診断，地域における医療機関の紹介，認知症の症状への対応についての相談対応を行う専門医療機関で，地域での認知症医療提供体制の拠点です．

●精神医療機関：せん妄，妄想，興奮，自傷・他害等の精神症状や精神症状に起因する問題行動が継続する状態となり，在宅や施設で対応できなくなった場合に利用されます．

臨床的認知症尺度（CDR）

	健康（CDR0）	認知症の疑い（CDR0.5）	軽度認知症（CDR1）	中等度認知症（CDR2）	重度認知症（CDR3）
記憶	記憶障害なし若干の物忘れ	一貫した軽い物忘れ，出来事を部分的に思い出す良性健忘	中等度記憶障害，特に最近の出来事に関するもの，日常生活に支障	重度記憶障害，高度に学習した記憶は保持，新しいものはすぐに忘れる	重度記憶障害，断片記憶のみ残存
見当識	見当識障害なし	左同	時間に対しての障害あり．検査では場所・人物の失見当はないが，時に地理的失見当あり	常時，時間の失見当，時に場所の失見当	人物への見当識のみ
判断力問題解決	適切な判断力問題解決	問題解決能力の障害が疑われる	複雑な問題解決に関する中等度の障害社会的判断力は保持	重度の問題解決能力の障害社会的判断力の障害	判断不能問題解決不能
社会適応	社会的グループで普通の自立した機能	左記の活動の軽度の障害，その疑い	左記の活動にかかわっていても自立した機能が果たせない	一般社会では自立した機能を果たせない	左同
家庭状況興味・関心	生活，趣味，知的関心が保持されている	左同，若干の障害	軽度の家庭生活の障害，複雑な家事は障害，高度の趣味・関心の喪失	単純な家事のみ限定された関心	家庭内不適応
介護状況	セルフケア完全	左同	ときどき激励が必要	着衣，衛生管理などの身の回りのことに介助が必要	日常生活に十分な介護を要する，しばしば失禁

Hughes CP et al.：A new clinical scale for the staging of dementia．Br J Psychiatry 1982；140：566-72．より引用

成年後見制度って何

A　精神上の障害から判断能力が不十分な人の財産の管理や身上の監護を行う制度です．法定後見制度と任意後見制度があります．

　成年後見制度とは，精神上の障害（認知症高齢者，知的障害者，精神障害者など）により判断能力が不十分な人の生活と財産を保護する制度です．

● 民法などの改正で，2000年4月に施行されました．

● 成年後見制度は法定後見制度と任意後見制度の2つがあります．

● 法定後見制度は，判断能力の程度により，①後見，②保佐，③補助の3つに分類されます．

● 家庭裁判所が成年後見人・保佐人・補助人を選任し，財産の管理や身上監護（被後見人の生活や健康，療養などに関する法律行為を行うこと）を行います．

● 財産管理では，不動産や預貯金などの管理，遺産分割協議などの相続手続などを行います．

● 身上監護では，介護・福祉サービスの利用契約や施設入所・入院の契約締結，履行状況の確認などを行います．

● 任意後見制度は，判断能力のあるうちに自分が希望する後見人を指定します．

● 専門家によって弱者の権利を擁護，代弁するアドボカシーの制度と言えます．

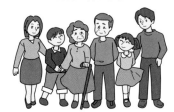

法定後見制度の概要

	後見	保佐	補助
対象となる方	判断能力が欠けているのが通常の状態の方	判断能力が著しく不十分な方	判断能力が不十分な方
申立てをすることができる人	本人，配偶者，四親等内の親族，検察官など 市町村長^(注1)		
成年後見人等（成年後見人・保佐人・補助人）の同意が必要な行為	―	民法13条1項所定の行為^{(注2)(注3)(注4)}	申立ての範囲内で家庭裁判所が審判で定める「特定の法律行為」（民法13条1項所定の行為の一部）^(注1) ^{(注2)(注4)}
取消しが可能な行為	日常生活に関する行為以外の行為	同上^{(注2)(注3)(注4)}	同上^{(注2)(注4)}
成年後見人等に与えられる代理権の範囲	財産に関するすべての法律行為	申立ての範囲内で家庭裁判所が審判で定める「特定の法律行為」^(注1)	同左^(注1)

注1：本人以外の者の請求により，保佐人に代理権を与える審判をする場合，本人の同意が必要になる．補助開始の審判や補助人に同意権・代理権を与える審判をする場合も同じ．
注2：民法13条1項では，借金，訴訟行為，相続の承認・放棄，新築・改築・増築などの行為が挙げられている．
注3：家庭裁判所の審判により，民法13条1項所定の行為以外についても，同意権・取消権の範囲を広げることができる．
注4：日常生活に関する行為は除かれる．

4章

感染症への対応

なぜ、

感染症の理解 が必要なの？

感染症予防対策 って **何** のこと？

がわかる

感染経路と症状
標準予防策
場面別の予防策

感染症はどう起こるの，感染する経路は何

 感染症が起こるには，①感染源，②感染経路，③宿主が必要です．これを感染の3要素と言います．

感染症とは，環境の中にある病原性の微生物が，人の体内に侵入することで起こる疾患です．病原性微生物が感染源であり，人の体内で増殖することでこれが宿主となります．体内に入る経路が感染経路です．

1. 感染源

●環境にある病原性微生物には，細菌，ウイルス，真菌(カビ，酵母等)，クラミジア，リケッチア，マイコプラズマ，原虫があります．
●細菌では腸管出血性大腸菌やコレラ菌，ウイルスではインフルエンザウイルスや新型コロナウイルス，ノロウイルス，真菌では白癬菌やカンジダが大きな問題となります．

2. 感染経路

●経口感染：病原体が付いた飲食物を飲食したり，病原体で汚染された手指が口に触れたりすることで，病原体が消化管を通じて侵入し，感染が生じます．
●経皮感染：病原体を持つ動物・昆虫にかまれ

たり，かまれた箇所から病原体が侵入したりするなど，病原体が皮膚を通じて侵入して，感染を生じさせます．
●接触感染：病原体への接触による感染です．皮膚や粘膜の直接的な接触や，病原体が触れたものへの間接的な接触，体液や血液への接触によって，病原体が移動して，感染が生じます．
●飛沫感染：感染者の咳やくしゃみによって空気中に飛び散った病原体が，他者の粘膜に付着して感染していきます．飛沫とは，直径5nm(ナノメートル)以上の粒子をいい，空中に浮遊することはなく，放出された後2mで落下するとされます．
●エアロゾル感染：空気中に飛び散った病原体が，空気中に長時間浮遊し，それを吸入することで感染していきます．空気感染とも言います．
●母子感染：母親から胎児へ感染する様式を言います．①胎内での胎盤を通じた感染，羊膜・羊水などを介した感染，②分娩時の産道を通じた感染や胎盤からの血液の漏れによる感染，③母乳を通じた感染があります．

感染経路と主な感染症

感染経路		媒介物	主な感染症
経口感染		食物・水	食中毒，赤痢，コレラ，腸チフス，A型肝炎
経気道感染	飛沫感染	咳・くしゃみ	風疹，インフルエンザ，流行性耳下腺炎，百日咳，結核，麻疹，新型コロナウイルス感染症
	エアロゾル感染	飛沫が乾燥し，微生物のみが塵埃中に生存し，空中に漂う	結核，麻疹，水痘，新型コロナウイルス感染症
経皮感染		虫刺され，針刺し事故(血液感染ともいう)	マラリア，日本脳炎，ペスト，HIV，B型・C型肝炎
接触感染		性行為，動物接触・咬傷	性感染症，狂犬病
母子感染		経胎盤，経産道，母乳など	梅毒，トキソプラズマ，風疹，HIV，B型肝炎

感染症かな？と疑う症状は何，感染経路のどこに注意するの

 　咳や痰，発疹，嘔吐や下痢，誤嚥，褥瘡が見られたら，感染症に注意が必要です．また施設や在宅では，飛沫感染，エアロゾル感染，接触感染によって，感染が拡大する可能性があるので，感染経路別の感染対策が重要です．

●利用者に普段と違う症状が見られた場合，感染症の症状である場合があります．

●感染症が疑われる場合，標準予防策と，必要な感染経路別予防策を行い，医療機関への受診を勧める必要があります．

感染症を疑う症状

	感染を疑う症状	疑われる感染症	感染経路
発熱	●体温37.5℃以上 (感染症法での定義)	風邪，インフルエンザ，新型コロナウイルス感染症，肺炎球菌感染症など	飛沫感染，エアロゾル感染
咳・痰	●黄色や緑色の痰 (膿性痰)	気管支炎，肺炎球菌感染症，風邪，インフルエンザなど	
	●血の混じった痰 (血痰)	風邪，インフルエンザ，気管支炎，肺炎球菌感染症，肺結核など	
	●痰のからまない，コロコロした咳 (乾性咳嗽，空咳)	間質性肺炎，肺結核など	
	●痰のからんだ，ゴボゴボした咳 (湿性咳嗽)	風邪，インフルエンザ，気管支炎，肺炎球菌感染症など	
	●発熱を伴う咳・痰	インフルエンザ，新型コロナウイルス感染症，肺炎球菌感染症，ノロウイルス感染症など	
発疹	●激しいかゆみ，赤い湿疹，小豆大のしこりなどが見られる	疥癬，白癬など	接触感染
嘔吐・下痢	●下痢の定義：排便回数が1日に3回以上に増加する ●下痢の持続期間が14日以内 (急性下痢)	感染性胃腸炎 (ノロウイルス感染症，ロタウイルス感染症)，腸管出血性大腸菌感染症など	
眼の充血・目やに	●目やに，結膜の充血，涙目がある場合，流行性角結膜炎の可能性を疑う必要がある	流行性角結膜炎	
誤嚥	●嚥下障害により，食事や唾液などが気管に入ってしまう	誤嚥性肺炎	
褥瘡	●褥瘡周囲の発赤，腫脹，熱感，疼痛，膿・悪臭，発熱などは褥瘡感染の可能性がある	MRSA感染症，緑膿菌感染症	

感染症を防ぐには，どうすればいいの

A 標準予防策（スタンダードプリコーション）と感染経路別予防策を実行します．すべての利用者に標準予防策を行い，感染者がわかっている場合は，標準予防策に感染経路別予防策を追加します．

1. 標準予防策

●スタンダードプリコーションともいい，施設内の感染を予防するために，利用者に感染症があってもなくても，すべての利用者に実施する対策です．

●標準予防策は，「すべての患者の血液，体液（汗を除く），分泌物，排泄物，粘膜，損傷した皮膚などは，感染する危険性があるものとして取り扱わなければならない」という考え方を基本としています．

●高齢者介護施設や家庭では，特に嘔吐物，排泄物の処理の際に注意が必要になりす．

●標準予防策の具体的な内容には，①手指衛生（手洗い・消毒），②個人防護具（PPE）の使用：手袋の着用，ガウン・エプロンの着用と取扱，マスク・ゴーグルの使用，③ケアに使用した器具の洗浄・消毒，④環境対策，⑤リネンの消毒などがあります．

2. 感染経路別予防策

1) 接触感染予防策

●職員は手洗いを励行します．

●ケア時は，手袋を着用します．同じ人のケアでも，便や創部排膿に触れる場合は手袋を交換します．

●汚染物との接触が予想されるときは，ガウンを着用します．ガウンを脱いだあとは，衣服が環境表面や物品に触れないように注意します．

●周囲に感染を広げてしまう可能性が高い場合

は，原則として個室管理ですが，同病者の集団隔離とする場合もあります．

●居室には特殊な空調を設置する必要はありません．

2) 飛沫感染予防策

●ケア時に職員はマスクを着用します．

●疑われる症状のある利用者には，呼吸状態により着用が難しい場合を除き，原則としてマスク着用をしてもらいます．

●原則として個室管理ですが，同病者の集団隔離とする場合もあります．

●隔離管理ができないときは，ベッドの間隔を2m以上あける，あるいは，ベッド間をカーテンで仕切るなどします．

●居室に特殊な空調は必要なく，ドアは開けたままでもかまいません．

3) エアロゾル感染予防策

●入院による治療が必要です．

●病院に移送するまでの間は，原則として個室管理とします．

●結核で排菌している利用者と接触する際は，職員は高性能マスク（N95等）を着用します．

4) 血液媒介感染予防策

●利用者が出血，吐血した場合や，褥瘡ケアなど血液に触れるリスクのある処置の場合には，血液が触れないよう手袋やガウンを着用します．

*感染経路別予防策は，厚生労働省：高齢者介護施設における感染対策マニュアル 改訂版（2019），https://www.mhlw.go.jp/content/000500646.pdf　p.8-9より引用（2023年3月27日検索）

手指衛生のチェックポイントは何，なぜそうするの

A 手指衛生は，標準予防策の基本です．手指を介する感染の予防，病原体の侵入から，利用者と自身を防御する，血液，体液などへの接触を防御する目的があります．

手指衛生には，①手指を介する感染の予防，②病原体の侵入の予防，③血液・体液や吐物への接触の予防，④病原体からの自身の防御の目的があります．

1. 手洗いを行うタイミング

●利用者に触れる前：移動や体位変換の前，清拭や入浴の前，更衣の前など．

●清潔操作の前：口腔ケア，分泌物の吸引，スキンケア，食事，与薬など清潔操作が必要な処置の前など．

●血液，体液，汚物などを触った後：口腔ケア，分泌物の吸引，スキンケア，食事，与薬など清潔操作が必要な処置の前など．

●利用者に触れた後：移動や体位変換の後，清拭や入浴の後，更衣の後など．

●利用者周辺の物品に触れた後：ベッドリネンの交換後，ベッド柵をつかんだ後，ベッドサイドテーブルを掃除した後など．

2. 手洗いの方法

●目に見える汚れが手にないときは，速乾性擦式アルコール製剤による手指消毒を行います．液体タイプとジェルタイプがあります．

●目に見える汚れがある場合は，石けんと流水で手を洗います．

●血液，体液，分泌物，排泄物などを触った後は，石けんを用います．

3. 手洗いのポイント

●速乾性擦式アルコール製剤は，液体タイプとジェルタイプともに，3～4 mL程度を15秒以上擦り込める量を使用します．

●流水と石けんによる手洗い後は，きちんと乾燥させ，ペーパータオル使用後，蛇口に触れない．

●消毒薬による手荒れを予防することが大切です．手荒れ予防には，保湿剤の使用とハンドケアが重要です．

手洗いを行うタイミング

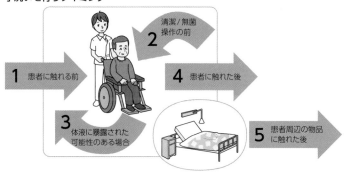

WHO：Your 5 Moments for Hand Hygiene, https://www.who.int/campaigns/world-hand-hygiene-day（2023年3月27日検索）

個人防護具使用のチェックポイントは何，なぜそうするの

個人防護具には，手袋，ビニールエプロン（ガウン），マスク，ゴーグルがあります．個人防護具の表面は汚染されている可能性があるので，汚染面に触れないよう，外すとき，脱ぐときに注意が必要です．

標準予防策では，感染症の有無にかかわらず，血液，体液（汗を除く），分泌物，排泄物，粘膜，損傷した皮膚などに触れるときは，個人防護具（PPE）を使用することとされています．

1. 個人防護具の使用と着脱

●血液や体液，排泄物（尿や便），分泌物（喀痰や膿など），傷のある皮膚，粘膜などを湿性生体物質と言います．湿性生体物質で汚染される可能性がある場合，汚染されると予測される部位に応じて，防護具を使い分けます（右図参照）．

●個人防護具を着けるときは，手指消毒→ガウン・エプロン→マスク→ゴーグル→手袋の順に行います．

●個人防護具を外すときは，手袋→ガウン・エプロン→ゴーグル→マスク→手指消毒の順に行います．

2. 個人防護具使用時のポイント

●個人防護具は，着けるときより外すとき，脱ぐときに注意が必要です．

●手袋：手袋は，1利用者ごとに，1処置ごとに交換します．手袋を外すときに手が汚染されないように注意します（外し方は図参照）．

個人防護具の使い分け

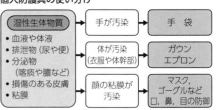

●エプロン・ガウン：エプロンやガウンの前面は湿性生体物質や病原体が付着したり汚れたりすることが多いので，部屋を出る前に前面に触れないようにして外します（脱衣の仕方は図参照）．

●マスク：鼻と口をしっかりと覆い，顔とマスクの間に隙間ができないようにします．外すときは，汚染されたマスク表面に手が触れないように，ゴムひもを持って外します．

●ゴーグル：飛沫や血液，体液，排泄物などの湿性生体物質が隙間から入らないよう密着させ，毛髪をはさまないよう注意します．

手袋の外し方

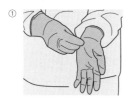

① 手首の外側をつまむ

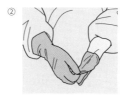

② 手袋の内側が表になるように外す

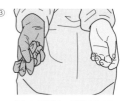

③ 外した手袋は，手袋をしている手で持つ

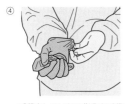

④ 手袋をしていない指先を手袋と手首の間に入れる

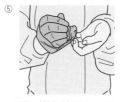

⑤ 手袋の外側に触れないように，中表になるように外す

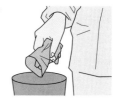

⑥ 所定の場所に捨てる

ガウンの脱ぎ方

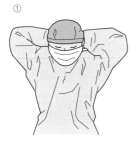

① 首ひも，腰ひもを外す

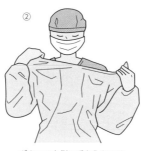

② ガウンの内側に手を入れてゆるめる

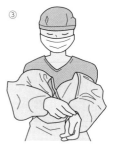

③ 袖の内側に手を入れ袖を引き抜く

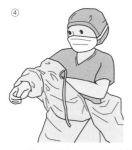

④ 首，肩の内側から手を入れて，反対側の袖を脱ぐ

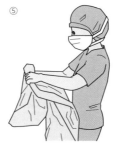

⑤ 内側が表になるようにする

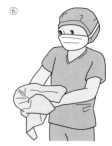

⑥ 中表のまま丸めて捨てる

施設・在宅で注意する感染症は何，感染予防対策をどう進めるの

 施設や在宅では，肺炎や気管支炎，感染性胃腸炎，インフルエンザ，結核，疥癬，ノロウイルス感染症，MRSA感染症など，発生すると非常に広がりやすい疾患に注意が必要です．

1. エアロゾル感染・飛沫感染する感染症

●エアロゾル感染・飛沫感染は集団発生の原因となるので，感染者と非感染者の対策を同時に進める必要があります．

●エアロゾル感染・飛沫感染は，環境への汚染，備品などに付着し，病原体に接触した手を介して接触感染する場合があるので，感染者に接触する機会のある介護者は感染の危険性に常に注意が必要です．

●標準予防策，感染経路別予防策を確実に実行します．

疾患	特徴	症状	予防策
結核	結核菌による感染症（エアロゾル感染）	●肺結核：病巣が肺にできることによる症状；咳，痰，血痰，全身倦怠感，発熱，寝汗，体重減少など ●肺外結核：リンパ節や骨，関節，腎臓，喉頭，腸，腹膜，髄膜などに病巣を作り，それぞれ臓器での症状が起こる	●N95マスクとゴーグルまたはフェイスシールドを着用，感染者の陰圧室（気圧を低くし外部に菌が排出しないようにした部屋）隔離，感染性廃棄物の適切な処理 ●標準予防策：手指衛生（手洗い，アルコール消毒，手袋着用），咳エチケットなど） ●感染者の抗結核薬の確実な服用（直接監視下短期化学療法）
インフルエンザ	インフルエンザウイルスによる感染症（飛沫感染）	●発熱，頭痛，筋肉痛，関節痛など ●高齢者は典型的な症状や発熱を呈しないことがある	●マスクとゴーグルまたはフェイスシールド着用，感染者の個室隔離，部屋の換気，外部からウイルスを持ち込まない対策 ●標準予防策：手指衛生（手洗い，アルコール消毒，手袋着用），咳エチケットなど ●インフルエンザワクチンの接種
新型コロナウイルス感染症	新型コロナウイルス（COVID-19）による感染症（エアロゾル感染，飛沫感染，接触感染）	●一般的症状：発熱，咳嗽，咽頭痛，頭痛，関節痛・筋肉痛などなどのインフルエンザ様の症状，時に嗅覚異常・味覚異常，嘔吐・下痢・腹痛などの消化器症状 ●重篤症状：呼吸困難，発話障害，運動障害，錯乱，胸痛，肺炎	●非感染者：手洗い，マスク着用，三密を避けるなど ●介護スタッフ：施設内の感染拡大を予防し，重篤化を回避するために，標準予防策と感染経路別予防策を確実に実行する ●新型コロナウイルスワクチンの接種
肺炎球菌感染症	肺炎球菌による感染症（飛沫感染）	●発熱，悪寒，全身倦怠感，咳・痰，胸痛，呼吸困難など	●インフルエンザに準じる ●肺炎球菌ワクチンの接種

2. 接触感染する感染症

●接触感染は, 物→人, 人→人, 人→物→人と接触することにより細菌やウイルスが移る感染で, 3つの感染経路の中で最も多い感染症です.

●ノロウイルス, O-157, 緑膿菌は食中毒を起こす原因の病原体で, 食中毒は汚染された食品を経口摂取することから起こり (経口感染, 物

→人), そこから人→人, 人→物→人と接触感染が広がっていくため, 食中毒予防が重要です.

●食中毒予防の3原則: ①菌をつけない, ②菌を増やさない, ③菌をやっつける

●健常者では病原性を発揮しない弱毒菌が, 抵抗力の低下した高齢者では, 病原性を発揮する日和見感染が起こることがあります.

疾患	特徴	症状	予防策
ノロウイルス感染症	●ノロウイルスによる感染症 ●秋口から春先に発症者が多くなる冬型の胃腸炎. 食中毒の原因ウイルス ●感染者の糞便・吐物, およびこれらに汚染された物品類, 汚染された食物の加熱不十分な調理の食品の摂取などによる経口感染 ●乾燥したノロウイルスが空中に漂うことによる飛沫感染, あるいは狭い空間でのエアロゾル感染	●嘔気・嘔吐, 下痢, 腹痛, 頭痛, 発熱, 倦怠感など ●通常は, 数日で自然に回復する ●抵抗力の衰えた高齢者では脱水や体力消耗によって重症化して, 致死性となることもある	●汚染された貝類を調理した手や包丁・まな板などから, 生食用の食材に汚染しないように調理器具を85℃の加熱処理を行う. ノロウイルス感染者が使用したリネンも同様である ●感染者の吐物, 便などを処理する際は, 手袋, マスク, ゴーグルを着用する ●ノロウイルス感染者が使用した食器は次亜塩素酸ナトリウムで消毒する ●ノロウイルス感染者の吐物は乾燥する前に処理する
O-157感染症	●腸管出血性大腸菌感染症 (O-157) による感染症 ●菌に汚染された飲食物を摂取したり, 感染者の糞便に含まれる菌が, 人の手を介して直接または間接的に口に入ったりして感染 ●毒素性のタンパク質 (ベロ毒素) を産出し, 大腸炎や膀胱炎, 腎盂腎炎, 髄膜炎, 胆嚢炎, 急性脳炎, 溶血性尿毒症症候群 (HUS) などを引き起こす	●激しい腹痛, 下痢 (水様便, 血便), 嘔吐, 重度の脱水など ●溶血性尿毒症症候群: 溶血性貧血 (赤血球が破壊されて貧血が起こる), 血小板減少 (血小板が多量に使われて少なくなる), 急性腎不全 (腎臓の働きが急速に低下する) を伴う症候群	●食中毒の予防: 新鮮な食品, 食品の衛生的な取り扱い, 患者がいる家庭では, 生ものを控え, 加熱調理など ●施設内・家庭内での二次感染防止: 感染者の糞便の処理時手袋の着用, 手洗いの励行 ●感染者が使用したトイレの取っ手やドアノブなど直接触れたところを消毒 ●感染者が使用した寝間着, リネンは家庭用漂白剤につけてから洗濯し, 天日で十分に乾かす
肝炎ウイルス感染症	肝炎ウイルスには, A型, B型, C型, D型, E型があるが, A型肝炎, B型肝炎, C型肝炎の頻度が高い	●急性肝炎: 発熱, 全身倦怠感, 食欲不振, 嘔気・嘔吐, 黄疸など ●劇症肝炎: 急性肝炎の症状に加え, 意識障害 (肝性脳症)	●ワクチン接種: A型肝炎ワクチン, B型肝炎ワクチン ●かみそり, 歯ブラシなど血液や体液の付着する可能性のあるものは他人と共用しない

	●A型肝炎：イカ，サケ，貝類などの海産物を生食し，その海産物に含まれているウイルスや感染者の便に含まれているウイルスが経口感染する ●B型肝炎：感染者の血液・体液に触れることによって経皮感染する ●C型肝炎：感染者の血液によって経皮感染する	●慢性肝炎：全身倦怠感，体調不良，食欲不振，微熱，上腹部不快感など．黄疸を示さないことが多い	●肝炎ウイルスキャリアの血液・体液との接触を避ける標準予防策の実行：手袋着用，手洗い ●皮膚や粘膜に傷のある場合，傷口を完全に覆う ●家族や介護者がB型肝炎ウイルス陽性患者（B型肝炎ウイルスキャリア）の血液・体液に触れた場合は，事故後直ちに免疫グロブリン注射とワクチン接種を受ける
疥癬	●ヒゼンダニ（皮癬ダニ）が皮膚に寄生することによる感染症 ●性行為や集団生活における肌と肌の直接接触感染．まれに寝具，衣類などを介した間接感染もある	●通常疥癬：疥癬トンネル（メス成虫が産卵しながら掘り進む皮膚角質層のトンネル．白い線状皮疹が，手首の屈側，手掌尺側，指，肘，アキレス腱部などに生じる），激しいかゆみ，丘疹，小水疱，痂皮，小結節など ●角化型疥癬：灰白色～淡黄白色の皮疹が生じ，肥厚した角質と痂皮に覆われ，亀裂も生じる．患者から剥離した鱗屑や痂皮に多数のヒゼンダニがついているので，集団発生の感染源になる	●通常疥癬：隔離の必要はない．感染機会があった入所者・スタッフおよび家族の検査・予防的治療，介護者は手袋・ガウン着用，ヒゼンダニは熱や乾燥に弱いため，布団は天日干しして，シーツなどはアイロンをかけ，清潔にする，・疥癬患者の使用していた部屋，ベッド，寝具類は2週間の接触を絶つ ●角化型疥癬：介護者は手袋・ガウン着用，隔離室の壁，床，カーテンなどは殺虫剤処置，洗濯物の熱処理（熱乾燥車や熱湯），熱処理できないものは殺虫剤散布，角化型疥癬患者の使用していた部屋，ベッド，寝具類は2週間の接触を絶つ
白癬	●皮膚糸状菌という真菌によって生ずる感染症 ●白癬菌はケラチン（毛髪や皮膚，爪の主成分であるタンパク質）を栄養源にするため，ケラチンが多く存在する部位であればどこにでも感染する：足白癬（俗称：水虫），股部白癬（俗称：インキンタムシ），頭部白癬（俗称：シラクモ），顔面白癬（俗称：ハタケ），爪白癬，手白癬，体部白癬（俗称：ゼニタムシ）など．足白癬は，家庭・施設内の足ふきマットやスリッパなどの共用で感染する	●足白癬：足裏に小さな水疱ができる，足指の間や足裏の皮が剥ける，足指の間が白くふやける，足裏全体がヒビ，アカギレのように硬くなる ●爪白癬：爪が白～黄色に濁って，厚くなる．厚くなった爪が変形して周囲の皮膚に食い込んだり，圧迫したりして爪床を傷つけることがある ●足白癬で亀裂が生じたり，爪白癬爪床を傷つけたりすると細菌感染から潰瘍や壊疽を起こす危険性もあるので，注意が必要	●足潰瘍・壊疽の徴候がないか観察する ●足の保清が保たれているか確認する：洗浄剤や泡石けんの使用 ●足の保湿が保たれているか確認する：保湿ジェル，ヘパリン類似物質ローション，ワセリンなどを使って，爪の部分も含め足全体を保湿する ●爪の長さや肥厚を整える

| MRSA 感染症 | ●抗菌薬耐性菌であるMRSA（メチシリン耐性黄色ブドウ球菌）による感染症
●耐性菌とは，抗菌薬に対する耐性ができて抗菌薬が効かなくなった細菌をいう
●黄色ブドウ球菌は，自然界のどこにでも存在する病原性の弱い細菌だが，免疫力の低下している高齢者が感染すると病原性を発揮する．弱毒菌による感染症を日和見感染という
●黄色ブドウ球菌は，皮膚・髪・鼻腔が感染源になり，主に医療者・介護者の手指や器具への接触で病院や施設内で感染する | ●MRSAが感染した部位によりさまざまな感染症の症状を呈する
●肺炎：発熱，咳，痰（膿性痰），頻脈，呼吸困難，意欲低下など
●尿路感染症：発熱，血尿，膿尿，尿の混濁など
●褥瘡感染：創部の発赤，腫脹，膿，発熱など
●腹膜炎：発熱，激しい腹痛，お腹の張り，嘔気・嘔吐，頻脈など
●髄膜炎：発熱，頭痛，嘔吐，項部硬直など
●敗血症：発熱や体温低下，血圧低下，頻脈，意識障害など | ●高齢者介護施設では，抗菌薬や尿路カテーテルなどの使用が少ないため，医療施設に比べ，発生頻度は少ないとされている
●感染防止には，標準予防策と接触感染予防策を徹底する：手洗い，手指消毒，手袋・エプロンの着用など
●MRSA保菌者との接触を避けるよう部屋の配置や，介助の順番を検討する |
| 流行性角結膜炎 | ●アデノウイルスの接触感染によって起こる結膜炎
●感染力が非常に強く，職場，病院，家庭内，高齢者介護施設などでの流行的発生も見られる | ●目やに，結膜の充血，涙目，重症では角膜混濁 | ●接触感染予防の徹底
●タオルの共有をしない
●入浴は，感染者が最後に入る
●手洗いと消毒をこまめにする |

感染経路

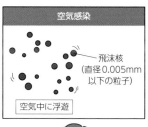

空気感染

飛沫核
（直径0.005mm以下の粒子）

空気中に浮遊

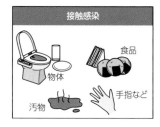

接触感染

食品
物体
手指など
汚物

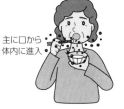

主に口から体内に進入

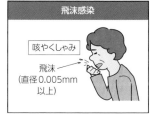

飛沫感染

咳やくしゃみ

飛沫
（直径0.005mm以上）

医療的ケア場面で感染予防対策をどう進めるの

介護職に認められている医療的ケア（65頁参照）は，感染に特に注意が必要な行為です．チューブ類の取扱い，痰の吸引，排泄物の取扱いは，感染のリスクが高いことに留意します．

●医療的ケアは，介護職員が日常的に行うケアの中でも，特に感染に気をつけなければならない行為です．

●医療的ケアを行う前には，必ず手洗いを行います．手洗いの原則は，1処置1手洗いです．

●医療的ケアにおいても，標準予防策を励行します．手指衛生では，原則として使い捨て手袋を使用して実施するとともに，ケアを終えるごとに手袋を交換します．

医療的ケアにおける感染予防対策

体温測定		●手洗い，測定時マスク・手袋の着用 ●できるだけ本人専用の体温計の使用 ●できれば非接触式体温計の使用 ●複数の人で共用する場合，使用前に体温計をアルコールや次亜塩素酸ナトリウムなどで消毒 ●複数の人で体温計を共有する場合，測定前に腋窩（腋窩測定の場合）あるいは外耳道（外耳道測定の場合）を消毒綿で拭く
血圧測定		●手洗い，手袋の着用 ●複数の人で血圧計を共有する場合，測定前に測定箇所を消毒綿で拭く
パルスオキシメータの装着		●手洗い，手袋の着用 ●できるだけ本人専用のパルスオキシメータの使用 ●専用が難しい場合，使用後にアルコール綿で全体をていねいに拭く
切り傷・擦り傷・やけどの処置		●手洗い，手袋の着用 ●清潔な衛生材料・衛生器材の準備（消毒薬含浸綿棒，ドレッシング材，絆創膏・テープ類，使用済み綿球・ガーゼ等の廃棄物を入れるビニール袋） ●処置時衛生操作 ●処置後の廃棄物の適切な処理
医薬品の使用の介助	軟膏・湿布薬	●手洗い，手袋着用 ●素手でガーゼや湿布薬を取り扱わない ●皮膚に触れた指で軟膏容器に触れない
	点眼薬	●手洗い，手袋の着用 ●眼周囲にこぼれた点眼薬を拭く場合は，目頭から目尻に向けて拭き取る，点眼薬の共有をしない
	坐薬・点鼻薬	●手洗い，手袋の着用
日常的な口腔ケア		●手洗い，手袋の着用 ●清潔な歯ブラシや綿棒または巻き綿子などの準備 ●実施後，歯ブラシは洗ってブラシ面を上にして乾燥・保管
ストーマパウチの排泄物廃棄		●手洗い，手袋の着用 ●装具は使い捨てなので，洗って使わない
痰の吸引		●手洗い，手袋・ビニールエプロンの着用 ●吸引時は，清潔操作 ●吸引時は，喀痰等の飛沫や接触による感染に特に注意する
胃瘻・腸瘻・経鼻経管栄養		●感染徴候の観察（挿入部の皮膚のかぶれ・ただれ，下痢・嘔吐） ●栄養剤注入前に手洗い ●瘻孔周囲の清潔管理（ガーゼに微温湯をしみ込ませ，瘻孔周囲を清拭，瘻孔カテーテルの周囲は微温湯をしみ込ませた綿棒で清拭） ●経鼻経管栄養で使用したイルリガートルや注入器は中性洗剤で洗浄後，耐熱性であれば熱水消毒（80℃，10分間），または0.1％次亜塩素酸ナトリウムで消毒し，乾燥・保管

A 家庭内感染の予防は，隔離，リスク回避，マスク着用，手洗い，換気，消毒，洗濯，廃棄物処理がポイントです．

新型コロナウイルス感染症では，家庭内感染が大きな問題となりました．日本環境感染学会は，「新型コロナウイルスの感染が疑われる人がいる場合の家庭内での注意事項」をとりまとめています．

新型コロナウイルスの家庭内感染予防の原則が示されており，新型コロナウイルス感染症だけでなく，飛沫感染・エアロゾル感染・接触感染の予防につながる原則です．以下8つのポイントを示します．

1. 感染者と他の同居者の部屋を可能な限り分ける（ポイント：隔離）

●感染者が療養する部屋は，窓があるなど，換気の良い個室にしましょう．

●感染者は，極力部屋から出ないようにして，トイレ，バスルームなどの共有スペースの利用は最小限にしましょう．

●子供がいる，部屋数が少ない場合など，部屋を分けることができない場合には，少なくとも2ｍ以上の距離を保ったり，仕切りやカーテンなどを設置したりして，ウイルスが飛沫して感染する可能性を少しでも減らしておきましょう．

●食事，眠るときも別室にするのが理想です．

同じ部屋で寝るときは，頭が向き合うように枕の位置をそろえて並んで寝るのではなく，互い違いになるようにしましょう．

2. 感染者の世話をする人は，できるだけ限られた方（1人が望ましい）にする（ポイント：リスク回避）

●心臓，肺，腎臓に持病のある方，糖尿病の方，免疫の低下した方，妊婦の方などが感染者のお世話をするのは避けてください．

3. できるだけ全員がマスクを使用する（ポイント：マスク着用）

●使用したマスクは，他の部屋に持ち出さずに部屋の入口に置くか，すぐ捨てるようにしましょう．

●マスクを外す際には，ゴムやひもをつまんで外し，マスクの表面には触れずに廃棄します．

●マスクを外した後は必ず石けんで手を洗ってください（アルコール手指消毒剤でも可）．

●マスクが濡れたり汚れたりしたら，すぐに新しい清潔な乾燥マスクと交換しましょう．

●マスクが手に入らないときやマスクの使用が耐えられない人は，ティッシュ等で咳やくしゃみをするときに口と鼻を覆いましょう．

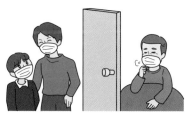

感染者は他の同居者から隔離する

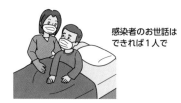

感染者のお世話はできれば1人で

4. 小まめにうがい・手洗いをする（ポイント：手洗い）

●家族はこまめに石けんを用いた手洗いもしくはアルコール消毒をしましょう．

5. 日中はできるだけ換気をする（ポイント：換気）

●感染者のいる部屋は，定期的に換気をしましょう．

●他の家族がいる部屋も換気をしたほうがよいでしょう．エアコンなどの空調や換気扇をまわしたり，日中の温かい時間に窓を開けるのもよいでしょう．

6. 取っ手，ドアノブなどの共用する部分を消毒する（ポイント：清掃・消毒）

●タオルや食器，箸，スプーン等などを共用しないようにしましょう．

●トイレやお風呂は，水拭きするか，家庭用の掃除用洗剤で清掃します．洗濯や食後の食器洗いを別洗いしたりする必要はありません．

●タオル，衣類，食器，箸・スプーンなどは，通常の洗濯や洗浄でかまいません．感染者のものを分けて洗う必要はありません．

●トイレ，洗面所，浴室などの共用部分は，0.05％の次亜塩素酸ナトリウム（薄めた漂白剤）で拭いた後，水拭きするか，アルコールで拭きましょう．

●トイレや洗面所の清掃をこまめに行いましょう．清掃は，市販の家庭用洗剤を使用し，すすいだ後に，0.1％の次亜塩素酸ナトリウムを含む家庭用消毒剤を使用します．

7. 汚れたリネン，衣服を洗濯する（ポイント：洗濯）

●体液で汚れた衣服，リネンを取り扱う場合は，手袋，マスクを使用し，一般的な家庭用洗剤を使用した洗濯機を使用して，洗濯し完全に乾かします．

8. ゴミは密閉して捨てる（ポイント：廃棄物処理）

●鼻をかんだティッシュは，すぐにビニール袋に入れ，室外に出すときは密閉して捨てください．その後は直ちに石けんで手を洗いましょう．

厚生労働省：新型コロナウイルスの感染が疑われる人がいる場合の家庭内での注意事項（日本環境感染学会とりまとめ）．https://www.mhlw.go.jp/stf/seisakunitsuite/newpage_00009.html　を元に作成（2023年3月27日検索）

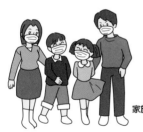

家族全員がマスク

取っ手，ドアノブなど共有部分を消毒

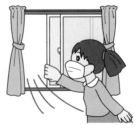

日中はできるだけ換気

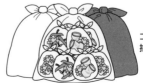

ゴミは密閉して捨てる

巻末資料：副作用に注意が必要な高齢者によく用いられる医薬品

● 高齢者が服用している薬剤を把握しておき，副作用が出ていないか，本人・家族に確認します．
● 副作用が出ていたり，服用に心配があったりするときは，医師・薬剤師に相談するように勧めます．

分類	薬品名*	副作用
催眠鎮静薬・抗不安薬	ブロチゾラム [レンドルミン]，フルニトラゼパム [ロヒプノール，サイレース]，ニトラゼパム [ベンザリン，ネルボン] など	過鎮静，認知機能の悪化，運動機能低下，転倒，骨折，せん妄
	トリアゾラム [ハルシオン]	健忘
	ゾピクロン [アモバン]，ゾルピデム [マイスリー]，エスゾピクロン [ルネスタ]	転倒，骨折
抗うつ薬	アミトリプチリン [トリプタノール]，アモキサピン [アモキサン]，クロミプラミン [アナフラニール]，パロキセチン [パキシル]	抗コリン症状 (便秘，口腔乾燥，認知機能低下など)，眠気，めまいなど
	スルピリド [アビリット，ドグマチール]	パーキンソン症状，遅発性ジスキネジアなど
	セルトラリン [ジェイゾロフト]，エスシタロプラム [レクサプロ]，パロキセチン [パキシル]，フルボキサミン [デプロメール，ルボックス]	転倒，骨折，消化管出血など
BPSD治療薬	リスペリドン [リスパダール]，オランザピン [ジプレキサ]，アリピプラゾール [エビリファイ]，クエチアピン [セロクエル]，クロザピン [クロザリル]	口渇，便秘，認知機能低下，せん妄，体重増加，血糖値上昇
	抑肝散 (よくかんさん)	食欲不振，悪心，下痢，低カリウム血症
パーキンソン病治療薬	トリヘキシフェニジル [アーテン]，ビペリデン [アキネトン]	認知機能低下，せん妄，過鎮静，口腔乾燥，便秘，排尿症状悪化・尿閉
高血圧治療薬	ウラピジル [エブランチル]，テラゾシン [ハイトラシン，バソメット]，プラゾシン [ミニプレス]，ウラピジル [エブランチル]，ドキサゾシン [カルデナリン] など	起立性低血圧，転倒，骨折
	プロプラノロール [インデラル]，カルテオロール [ミケラン]	呼吸器疾患の悪化，喘息発作誘発
	ニフェジピン [アダラート]	便秘，歯肉肥厚
利尿薬	フロセミド [ラシックス] など	起立性低血圧，転倒，骨折，血栓症，低カリウム血症
	スピロノラクトン [アルダクトンA]，エプレレノン [セララ]	高カリウム血症
抗不整脈薬	ジソピラミド [リスモダン]	口渇，便秘，認知機能低下，せん妄など

分類	薬品名*	副作用
糖尿病治療薬	グリメピリド [アマリール]，グリクラジド [グリミクロン]，グリベンクラミド [オイグルコン，ダオニール] など	低血糖
	ピオグリタゾン [アクトス]	骨密度低下，骨折
	ミグリトール [セイブル]，ボグリボース [ベイスン]，アカルボース [グルコバイ]	腸閉塞
	イプラグリフロジン [スーグラ]，ダパグリフロジン [フォシーガ]，ルセオグリフロジン [ルセフィ]，トホグリフロジン [デベルザ，アプルウェイ]，カナグリフロジン [カナグル]，エンパグリフロジン [ジャディアンス]	脱水，過度の体重減少，ケトアシドーシスなど
経口ステロイド薬	プレドニゾロン，メチルプレドニゾロン [メドロール]，ベタメタゾン [リンデロン] など	呼吸筋筋力低下，呼吸不全の助長，消化性潰瘍など
脂質異常症治療薬	スタチン (ロスバスタチン [クレストール]，アトルバスタチン [リピトール]，ピタバスタチン [リバロ] など)	筋肉痛，消化器症状，糖尿病の新規発症
抗凝固薬	アピキサバン [エリキュース]，ダビガトラン [プラザキサ]，リバーロキサバン [イグザレルト]，エドキサバン [リクシアナ]	消化管出血
消化性潰瘍治療薬	エソメプラゾール [ネキシウム]，ランソプラゾール [タケプロン]，ラベプラゾール [パリエット]，オメプラゾール [オメプラール]	骨折，認知機能低下
	ファモチジン [ガスター]，ニザチジン [アシノン]，ラニチジン [ザンタック]	せん妄，認知機能低下，口渇，便秘など
	セレコキシブ [セレコックス]，ロキソプロフェン [ロキソニン]，ロルノキシカム [ロルカム]，ジクロフェナク [ボルタレン] など	上部消化管出血
緩下薬	酸化マグネシウム	高マグネシウム血症
制吐薬	メトクロプラミド [プリンペラン]，プロクロルペラジン [ノバミン]，プロメタジン [ヒベルナ，ピレチア]	口渇，便秘，認知機能低下，せん妄など
骨粗鬆症治療薬	アルファカルシドール [アルファロール，ワンアルファ]，エルデカルシトール [エディロール]	カルシウム製剤との併用で認知機能低下・せん妄
過活動膀胱治療薬	オキシブチニン [ポラキス]，プロピベリン [バップフォー]，ソリフェナシン [ベシケア] など	口渇，便秘，認知機能低下，せん妄など
	ソリフェナシン [ベシケア]，トルテロジン [デトルシトール]，フェソテロジン [トビエース]，イミダフェナシン [ウリトス，ステーブラ]，プロピベリン [バップフォー]，オキシブチニン経皮吸収型 [ネオキシテープ]	口渇，便秘，排尿症状の悪化・尿閉
抗ヒスタミン薬・抗アレルギー薬	クロルフェニラミン [ネオレスタミン，ビスミラー]，ジフェンヒドラミン [レスタミン] など	口渇，尿閉・便秘，認知機能低下，せん妄，転倒など

*薬品名は，一般名 (後発医薬品名) [ブランド名 (先発医薬品名)] で示した．

出典
高齢者医薬品適正使用検討会：高齢者の医薬品適正使用の指針 (総論編)，厚生労働省，2018年5月，https://www.mhlw.go.jp/content/11121000/kourei-tekisei_web.pdf　p. 19-32を抜粋して作成

参考
日本老年医学会，日本医療研究開発機構研究費・高齢者の薬物治療の安全性に関する研究研究班：高齢者の安全な薬物療法ガイドライン 2015
https://www.jpn-geriat-soc.or.jp/info/topics/pdf/20170808_01.pdf

本書で用いている略語

ACE	エーシーイー	angiotensin converting enzyme	アンジオテンシン コンヴァーティング エンザイム	アンジオテンシン変換酵素
ACP	エーシーピー	advance care planning	アドヴァンス ケア プランニング	アドバンスケアプランニング
ADL	エーディーエル	activities of daily living	アクティヴィティーズ オブ デイリー リヴィング	日常生活動作
AED	エーイーディー	automated external defibrillator	オートメイティッド イクスターナル ディフィブリレイター	自動体外式除細動器
AI	エーアイ	artificial intelligence	アーティフィシャル インテリジェンス	人工知能
ALS	エーエルエス	amyotrophic lateral sclerosis	アマイオトロフィック ラテラル スクレロシス	筋萎縮性側索硬化症
ARB	エーアールビー	angiotensin Ⅱ receptor blocker	アンジオテンシン ツー リセプター ブロッカー	アンジオテンシンⅡ受容体拮抗薬
BPSD	ビー ピー エス ディー	behavioral and psychological symptoms of dementia	ビヘイヴィオラル アンド サイコロジカル シンプトムズ オブ ディメンティア	認知症の行動・心理症状
CKD	シーケーディー	chronic kidney disease	クロニック キドニー ディジーズ	慢性腎臓病
COPD	シーオーピーディー	chronic obstructive pulmonary disease	クロニック オブストラクティヴ パルモナリー ディジーズ	慢性閉塞性肺疾患
COVID-19	コヴィットナインティーン	coronavirus disease 2019	コロナヴァイラスディジーズ トゥエンティー ナインティーン	新型コロナウイルス感染症
CQ	シーキュー	clinical question	クリニカル クエスチョン	クリニカルクエスチョン
DSM	ディーエスエム	Diagnostic and Statistical Manual of Mental Disorders	ダイアグノスティック アンド スタティスティッカル マニュアル オブ メンタル ディスオーダーズ	精神疾患の診断・統計マニュアル
FIM	フィム	functional independence measure	ファンクショナル インディペンデンス メジャー	機能的自立度評価法
H2RA	エイチツーアールエー	histamine H2 receptor antagonist	ヒスタミン エイチ ツー リセプター アンタゴニスト	ヒスタミンH_2受容体拮抗薬
HBV	エイチビーヴイ	hepatitis B virus	ヘパタイティス ビー ヴァイラス	B型肝炎ウイルス
HIV	エイチアイヴイ	human immunodeficiency virus	ヒューマン イミュノディフィシエンシー ヴァイラス	ヒト免疫不全ウイルス
HUS	エイチユーエス	hemolytic uremic syndrome	ヘモリティック ユレミック シンドローム	溶血性尿毒症症候群
IAD	アイエーディー	incontinence-associated dermatitis	インコンティネンス アソシエイティド ダーマタイティス	失禁関連皮膚炎

IADL	アイエーディーエル	instrumental activities of daily living	インストルメンタル アクティヴィティーズ オブ デイリー リヴィング	手段的日常生活動作
ICD	アイシーディー	International Classification of Diseases	インターナショナル クラシフィケイション オブ ディジーズ	国際疾病分類
ICF	アイシーエフ	International Classification of Functioning, Disability, and Health	インターナショナル クラシフィケイション オブ ファンクショニング ディサビリティ アンド ヘルス	国際生活機能分類
IOL	アイオーエル	intraocular lens	イントラアキュラー レンズ	眼内レンズ
MRSA	エムアールエスエー（マーサ）	methicillin-resistant Staphylococcus aureus	メチシリンレジスタント スタフィロコッカス オーレウス	メチシリン耐性黄色ブドウ球菌
NaSSA	ナッサ	noradrenergic and specific serotonergic antidepressant	ノンアドレナージック アンド スペシフィック セロトナージック アンティディプレッサント	ノルアドレナリン作動性・特異的セロトニン作動性抗うつ薬
NMDA	エヌエムディーエー	N-methyl-D-aspartic acid	エヌメチルディーアスパーテイト アシッド	N-メチル-D-アスパラギン酸
NSAIDs	エヌセーズ	non-steroidal anti-inflammatory drugs	ノンステロイダル アンティインフラマトリー ドラッグス	非ステロイド系抗炎症薬
OD	オーディー	orally disintegrating	オーラリー ディスインテグレイティング	口腔内崩壊錠
PG	ピージー	prostaglandin	プロスタグランディン	プロスタグランジン
PPE	ピーピーイー	personal protective equipment	パーソナル プロテクティヴ エクィップメント	個人防護具
PPI	ピーピーアイ	proton pump inhibitor	プロトン パンプ インヒビター	プロトンポンプ阻害薬
QOL	キューオーエル	quality of life	クアリティ オブ ライフ	生活の質，生命の質
ROM	アールオーエム	range of motion	レインジ オブ モーション	関節可動域
SNRI	エスエヌアールアイ	serotonin-noradrenaline reuptake inhibitor	セロトニンノルアドレナリン リアップテイク インヒビター	セロトニン・ノルアドレナリン再取り込み阻害薬
SSRI	エスエスアールアイ	serotonin selective reuptake inhibitor	セロトニン セレクティヴ リアップテイク インヒビター	選択的セロトニン再取り込み阻害薬
t-PA	ティーピーエー	tissue plasminogen activator	ティシュー プラスミノジェン アクティヴェイター	組織プラスミノーゲンアクチベーター
VEGF	ヴィーイージーエフ	vascular endothelial growth factor	ヴァスキュラー エンドセリアル グロース ファクター	血管内皮細胞成長因子
WHO	ダブリューエイチオー	World Health Organization	ワールド ヘルス オーガナイゼイション	世界保健機関

索引

155

157